Fiberbronchoskopie
Eine Einführung

Von John A. Nakhosteen

27 Abbildungen, 9 Tabellen

 Georg Thieme Verlag Stuttgart 1978

Dr. med. John A. Nakhosteen
Ruhrlandklinik
Tüschener Weg 40, D-4300 Essen 16
Schlosserstr. 10, D-4150 Krefeld

CIP-Kurztitelaufnahme der Deutschen Bibliothek

Nakhosteen, John A.
Fiberbronchoskopie : e. Einf. – 1. Aufl. – Stuttgart :
Thieme, 1978.
  ISBN 3-13-562501-X

Geschützte Warennamen (Warenzeichen) werden *nicht* besonders kenntlich gemacht. Aus dem Fehlen eines solchen Hinweises kann also nicht geschlossen werden, daß es sich um einen freien Warennamen handele.
Alle Rechte, insbesondere das Recht der Vervielfältigung und Verbreitung sowie der Übersetzung, vorbehalten. Kein Teil des Werkes darf in irgendeiner Form (durch Photokopie, Mikrofilm oder ein anderes Verfahren) ohne schriftliche Genehmigung des Verlages reproduziert oder unter Verwendung elektronischer Systeme verarbeitet, vervielfältigt oder verbreitet werden.
© 1978 Georg Thieme Verlag, Herdweg 63, Postfach 732, D-7000 Stuttgart 1 – Printed in Germany – Satz: Georg Appl, Wemding, gesetzt auf: Linotron 303, Druck: Georg Appl, Wemding
ISBN: 3-13-562501-X

Vorwort

In diesem Buch habe ich versucht zu beschreiben, was für den Anfänger in der fiberoptischen Bronchoskopie wichtig ist. In diesem Sinne betone ich besonders stark anatomische Merkmale, Patientenvorbereitung, Prämedikation, Komplikationenvorbeugung usw. Gleichfalls habe ich nicht nur die erhältlichen Instrumente beschrieben, sondern auch das Zubehör und wo man es bekommt. Für kritische Hinweise wäre ich dankbar.
Ich möchte meinen Dank an Dr. S. W. CLARKE vom Royal Free Hospital und Brompton Chest Hospital in London aussprechen, der mir die Methode der Fiberbronchoskopie beigebracht hat. Herrn Professor H. SACK erwähne ich auch dankend, weil er das Potential dieser Untersuchung erkannte und deren Einführung in Krefeld in jeder Hinsicht unterstützte. Für Verbesserungsvorschläge meines Manuskriptes möchte ich Herrn Professor K. D. GROSSER, Dr. med. KLAUS HAAS, Dr. med. WINFRED POETSCH und Dr. med. K. RINGEL danken. Für die Mitwirkung von Herrn Professor BECKER und der Mitarbeiter der Endoskopieabteilung der II. Medizinischen Klinik Krefeld bin ich dankbar. Herr CHRIS STANLEY und Frau M. BABATZ waren mir bei den Zeichnungen und Fotoarbeiten sehr behilflich. Fräulein M. NURKEWITZ möchte ich für das Abschreiben des Manuskriptes danken.
Ein wichtiges Ziel in der Herstellung dieses Buches war, den Endpreis möglichst niedrig zu halten. Bei der relativ begrenzten Auflage konnte das nur durch die großzügige Unterstützung der Firma Glaxo GmbH erreicht werden. Hierfür möchte ich den Glaxo-Mitarbeitern meinen herzlichsten Dank aussprechen.
Schließlich möchte ich meiner Familie danken für die Rücksichtnahme und das große Verständnis während der Zeit der Abfassung dieses Buches.

Krefeld, im Frühjahr 1978 JOHN A. NAKHOSTEEN

Einführung

Das fiberoptische Bronchoskop bietet vielfältige Möglichkeiten der Diagnostik, Therapie und Forschung. Obgleich es ein optisches System, einen Instrumentierkanal und einen Lenkmechanismus besitzt, ist es dennoch schmal und äußerst flexibel. Die Technik der Anwendung zu erlernen, dürfte für viele Ärzte durchaus realisierbar sein; Vorkenntnisse mit dem starren Bronchoskop sind nicht notwendig.

Ob eine Ausbildung in einem großen Zentrum mit einer hohen Fallzahl oder in einer kleineren Abteilung stattfindet, sind Grundkenntnisse über die erhältlichen Fiberbronchoskope, die Anatomie der Nase, des Rachens und des Tracheobronchialbaums und die Methodik der fiberoptischen Bronchoskopie unabdingbar. Diese Kenntnisse, in einer handlichen und didaktischen Form zu vermitteln, stellt ein Ziel dieses Buches dar.

Das zweite Ziel ist, die vielfältigen Anwendungsmöglichkeiten des Fiberbronchoskops in der Diagnostik, der Therapie und in der Forschung aufzuzeigen.

Vorab sind einige Worte zum Aufbau dieser Schrift angebracht. Auf photographische Aufnahmen wurde aus kostentechnischen Gründen bewußt verzichtet, dafür sind reichlich schematische Darstellungen, die dem Lernenden die wesentlichen Punkte in einer übersichtlichen Form darzustellen vermögen, vorhanden.

Im *ersten* Kapitel, nach Erwähnung der Anwendungsmöglichkeiten des Fiberbronchoskops, folgt eine Übersicht zur geschichtlichen Entwicklung. Danach sind die wichtigsten Indikationen, Kontraindikationen und Komplikationen der diagnostischen fiberoptischen Bronchoskopie aufgeführt.

Kapitel *zwei* beschreibt die zur Zeit erhältlichen Fiberbronchoskope, Lichtquellen, Photoapparate sowie die weitere ergänzende Ausrüstung für eine Fiberbronchoskopie-Abteilung. Desinfektion und Pflege des Fiberbronchoskops finden hier auch Erwähnung.

In Kapitel *drei* wird die Anatomie der Nase, des Rachens und des Tracheobronchialbaumes beschrieben und andere wesentliche, grundlegende Kenntnisse erwähnt.

Kapitel *vier* beschreibt die Praxis der transnasalen fiberoptischen Bronchoskopie, angefangen mit der Patientenvorbereitung. Für die wenigen Patienten, die eine zu enge Nasenpassage haben, beschreibt Kapitel *fünf* die transorale fiberoptische Bronchoskopie.

Die Methoden der Intubation des Fiberbronchoskops durch einen flexiblen Endotrachealtubus (IKEDA 1974, S. 34) oder einen nasopharyngealen Zugang

(WANNER 1973 b) werden nicht beschrieben. Sie sind aufwendiger als die transnasale Untersuchung, belasten die Patienten mehr und bieten keine wesentlichen Vorteile (ZAVALA 1975, CLARKE u. KNIGHT 1977). Bei über 24 000 fiberbronchoskopischen Untersuchungen war der transnasale Zugang bei weitem der am meisten angewandte (Tab. 1).

Tabelle 1   Methode der Durchführung fiberbronchoskopischer Untersuchungen bei 24 521 Bronchoskopien (nach *Credle, Smiddy* u. *Elliott* 1974)

Methode der Bronchoskopeinführung	n
Direkt transnasal	13 218
Transnasal durch einen nasopharyngealen Tubus	1 626
Durch einen Endotrachealtubus bei nichtbeatmeten Patienten	3 482
Durch einen Endotrachealtubus bei beatmeten Patienten	2 319
Transoral	1 299
Durch ein starres Bronchoskop	2 577

Die bioptischen Möglichkeiten mit dem Fiberbronchoskop werden in Kapitel *sechs* beschrieben. Eine wichtige Erweiterung in der Diagnostik unklarer Lungenparenchymaffektionen und peripherer Rundherde, nämlich die fiberoptische, transbronchiale Biopsie, wird hier eingehend beschrieben. Indikationen, Kontraindikationen und Komplikationen dieser speziellen Methode werden diskutiert.

In Kapitel *sieben* sind die Anwendungsmöglichkeiten des Fiberbronchoskops in der Therapie, der speziellen Diagnostik und in der Forschung beschrieben.

Der Anhang enthält neben wichtigen Literaturangaben Namen und Adressen der für das fiberbronchoskopische Verfahren bedeutenden Firmen.

Inhaltsverzeichnis

Vorwort III
Einführung IV

Kapitel 1
Wer soll die Fiberbronchoskopie anwenden? 1
Geschichtliche Entwicklung 2
Anwendungsmöglichkeiten und Begrenzungen 3

Kapitel 2
Die Grundausrüstung 7

Kapitel 3
Grundausbildung 17

Kapitel 4
Die transnasale fiberoptische Bronchoskopie 29

Kapitel 5
Transorale fiberoptische Bronchoskopie 37

Kapitel 6
Bioptische Möglichkeiten mit dem Fiberbronchoskop 38

Kapitel 7
Die therapeutische Fiberbronchoskopie 44

Anhang 53
Literatur 54
Sachverzeichnis 58

Umrechentabelle mmHg – kPa.
Die Druckwerte sind noch in mmHg ausgedrückt. Da man sich in Zukunft nur der Kilo-Pascal-(kPA-)Werte bedienen soll, erleichtere die vorliegende Abbildung die Umrechnung.

Kapitel 1

Wer soll die Fiberbronchoskopie anwenden?

Durch die erweiterten diagnostischen Möglichkeiten des Fiberbronchoskops gewinnt man eine wesentliche Ergänzung zum starren Gerät. Dies betrifft vor allem Thoraxchirurgen, Otorhinolaryngologen und Pneumologen, die den kleinen Durchmesser und extreme Biegsamkeit des flexiblen Bronchoskops ausnutzen möchten, um subsegmentale und subsubsegmentale Segmente des Bronchialbaums zu besichtigen (Kovnat u. Mitarb. 1974) und Biopsien zu gewinnen. Ob die Untersuchung durch das starre Bronchoskop oder als einfache transnasale Fiberbronchoskopie durchgeführt wird, bleibt dem Endoskopiker überlassen.

Die transnasale fiberoptische Bronchoskopie eignet sich speziell für Kollegen, die noch keine Bronchoskopieerfahrung haben. Die Untersuchung zu beherrschen bedarf einiger Ausbildung und Übung, ist aber durchaus erlernbar. Die geringe Patientenbelastung und die niedrige Komplikationsrate ermöglichen die Anwendung der fiberoptischen Bronchoskopie auf ambulanter Basis, nicht nur in einer Klinik-Ambulanz, sondern beim niedergelassenen Lungenfacharzt oder Endoskopiker.

Das fiberoptische Bronchoskop kann man mit dem Absaugekatheter vergleichen, nur mit dem Unterschied, daß hiermit eine Einführung unter Sicht sowie eine Spitzenabwinkelung zwischen 130 und 180 Grad gegeben ist. Die beinah revolutionäre Bedeutung dieser Eigenschaften für den Intensivmediziner liegt auf der Hand: Die Aspiration retinierter Schleim- und Blutpfropfen aus schwer zugänglichen Segmenten oder die Kontrolle der Lage eines Endotrachealtubus u. a. sind hierdurch möglich (Goeckenjan u. Meinke 1977).

Weiterhin kann die Bronchiallavage in Kombination mit einer Medikamenteninstillation bei respiratorisch insuffizienten Patienten durch den pulmonologisch interessierten Internisten Anwendung finden.

Letztlich hat der pulmonologisch orientierte Forscher durch das fiberoptische Bronchoskop ein wichtiges Werkzeug für seine Arbeit gewonnen.

ism # Geschichtliche Entwicklung

Die verbreitete Anwendung von Fiberglasfasern in der heutigen Technologie fand ihren Ursprung in TYNDALLS Beobachtung aus dem Jahre 1870, daß diese Fasern Licht zu leiten vermögen. Diese besondere Eigenschaft der Fiberglasfasern in Kombination mit einem optischen System erlaubte erstmalig eine winklige Lichtführung auf engstem Raum (BAIRD 1927). Die Entdeckung von HEEL (1950), daß eine Glasschicht mit einer niedrigeren Refraktion um jede Faser zu einer Besserung der optischen Eigenschaften führt, bedeutete zusätzliche Weiterentwicklung. Diese Eigenschaften wurden schon in den fünfziger Jahren für die Entwicklung des fiberoptischen Gastroskops ausgenutzt.
Auf einem zunächst ganz getrennten Weg fand die Entwicklung der Bronchoskopie statt.
GUSTAV KILLIAN, der Vater der Bronchoskopie (ZÖLLNER 1965), konnte durch Anwendung eines Ösophagoskopes unter Kokainbetäubung am 30. März 1897 erstmalig einen aspirierten Fremdkörper aus dem rechten Hauptbronchus eines Schwarzwaldbauern entfernen. Dieses spektakuläre Ereignis machte Freiburg, wo KILLIAN Professor für Rhinolaryngologie war, zu einem Mekka für interessierte Kollegen aus aller Welt. Die Weiterentwicklung der Bronchoskopie kam durch Chevalier JACKSON, der in Amerika spezielle Instrumente und Methoden demonstrierte, die in verbesserter Form zum Teil noch heute Anwendung finden.
Die getrennten Entwicklungswege der Fiberglasfasern und der Bronchoskopie vereinigten sich erstmalig 1964 in dem Entwurf von IKEDA für ein fiberoptisches Bronchoskop. Die Bemühungen von IKEDA um die Frühdiagnose des Bronchialkarzinoms regten ihn dazu an, ein Instrument zu entwerfen, mit dem es möglich war, einerseits die subsegmentalen Bronchien einzusehen, andererseits gleichzeitig Probeexzisionen entnehmen zu können (IKEDA 1968, 1970, IKEDA u. Mitarb. 1971).
Das Patent dieses flexiblen Instrumentes übergab IKEDA den Firmen Olympus und Machida zur Weiterentwicklung konkurrenzfähiger Instrumente.
Neben diesen beiden japanischen Firmen stellt heute gleichfalls die amerikanische Firma Wappler (ACMI) fiberoptische Bronchoskope her.

Anwendungsmöglichkeiten und Begrenzungen

Die Indikationen der transnasalen fiberoptischen Bronchoskopie können in diagnostische und therapeutische unterteilt werden (Tab. 2). Zahlenmäßig ist nach wie vor der Verdacht auf Bronchialkarzinom die häufigste diagnostische Indikation.

Tabelle 2 Anwendungsmöglichkeiten des Fiberbronchoskops

I. Diagnostische Fiberbronchoskopie
   a) Verdacht auf Bronchialkarzinom
   b) Protrahiert-abklingende Pneumonie
   c) Hämoptoe
   d) Mittellappensyndrom
   e) Unklare Lungenparenchymaffektion
   f) Unklarer Pleuraerguß
II. Therapeutische Fiberbronchoskopie
   a) Bronchiallavage
   b) Intensivmedizin
III. Spezielle Anwendungen
   a) Pleuroskopie bei unklarem Pleuraerguß
   b) Bronchographie bei Bronchiektasenverdacht
IV. Forschung
   a) Flimmerepithelaktivität
   b) Regionaler Gasaustausch
   c) Medikamentös bedingte Veränderung der Bronchialschleimhaut
   d) Auswirkung arbeitsplatzbedingter Noxen auf die tracheobronchiale Schleimhaut

Protrahiert abklingende Pneumonien, wobei gleichzeitig eine Sekretgewinnung zur kulturellen Untersuchung vorgenommen werden kann, stehen an zweiter Stelle. In solchen Fällen kann sich beim Risikopatienten ein kleines Bronchialkarzinom hinter der Pneumonie verbergen. Eine dringende Indikation für Fiberbronchoskopie ist die Hämoptoe; eine möglichst frühe Durchführung der Untersuchung gewährleistet eine höhere diagnostische Treffsicherheit (SMIDDY u. ELLIOTT 1973). Wenn die Blutung nicht neoplastisch bedingt ist und die Hämoptoe aufhört, kann die Quelle häufig nicht mehr festgestellt werden. Das „Mittellappensyndrom", wobei differentialdiagnostisch eine Pneumonie, eine Tuberkulose oder ein Karzinom in Frage kommt, ist eine weitere wichtige diagnostische Indikation zur Fiberbronchoskopie.
Unklare Lungenparenchymaffektionen, wie beispielsweise Sarkoidose, Miliartuberkulose oder eine Alveolitis verschiedener Genese, stellen eine etwas selte-

nere, aber wichtige Indikation dar. Schließlich sind unklare Pleuraergüsse ebenfalls ein Grund für eine fiberoptische Untersuchung.
Weitere diagnostische Anwendungsmöglichkeiten sind die Pleuroskopie, ebenfalls bei unklaren Pleuraergüssen, und die Bronchographie bei peripheren Verschattungen oder Bronchiektasen.
Die therapeutische fiberoptische Bronchoskopie ist eine Methode, die sicherlich an Bedeutung gewinnen wird. Möglichkeiten in der Intensivmedizin sind schon erwähnt worden. Bei einer exazerbierten chronischen Bronchitis kann eine Bronchiallavage mit einer Medikamenteninstillation durchgeführt werden. Besteht ein therapieresistenter Status asthmaticus, so kann durch Aspiration von Schleim und eine anschließende Medikamenteninstillation eine wesentliche Besserung erzielt werden (s. S. 44). Besteht ein Lungenabszeß, so kann man unter Einleitung einer Drainage Sekret zur kulturellen Untersuchung gewinnen. Eine supraselektive, sterile Sekretgewinnung ist ebenfalls möglich (s. S. 39). Schließlich bietet die Lungenlavage bei selteneren Lungenerkrankungen wie der alveolären Proteinose die Möglichkeit, auch bei respiratorisch geschwächten Patienten die Alveolen vom zähen Sekret zu befreien.
HERTLE u. QUARZ (1976) vertreten die Meinung, daß das starre Bronchoskop einen viel breiteren Anwendungsbereich für sich behalten soll. SACKNER (1975), IKEDA (1974), CLARKE u. KNIGHT (1977) u. a. sind jedoch der Auffassung, daß nur noch bei drei wichtigen Indikationen das starre Bronchoskop dem fiberoptischen Bronchoskop überlegen ist. Eine fortgeschrittene Trachealstenose, bei der der Durchmesser nur noch 9 mm beträgt, kann nur mit einem starren Gerät intubiert werden, damit die Beatmung noch gewährleistet ist. Eine massive Blutung, die eine Tamponade benötigt, kann besser mit dem starren Gerät behandelt werden. Letztlich bleibt trotz weiterer Entwicklungen mit dem flexiblen Gerät die Fremdkörperentfernung (ZAVALA u. RHODES 1974) zur Zeit noch der starren Bronchoskopie vorbehalten.

Kontraindikationen

Die absoluten „Kontraindikationen" (Tab. 3) zur Fiberbronchoskopie stellen die oben erwähnte, fortgeschrittene Trachealstenose, massive Blutung und die Fremdkörperentfernung dar.

Tabelle 3 Kontraindikationen zur diagnostischen Fiberbronchoskopie

I. Absolute Kontraindikationen
   a) Ausgeprägte Trachealstenose (Durchmesser unter 9 mm)
   b) Massive intrabronchiale Blutung
   c) Fremdkörperentfernung
II. Relative Kontraindikationen
   a) Sehr junge Patienten
   b) Schwerste kardiale Dekompensation
   c) Schwerste respiratorische Dekompensation

Besteht eine Trachealeinengung auf 9 mm Durchmesser oder weniger, dann kann mit einem starren Gerät während der Bronchoskopie beatmet werden, während das Fiberskop eine Okklusion des noch vorhandenen Lumens hervorrufen würde. Das starre Bronchoskop ermöglicht bei einer massiven Blutung wiederholtes Einführen größerer Tamponaden. Auch für die Fremdkörperentfernung können größere Zangen und andere Fanginstrumente eingeführt werden als durch das Fiberbronchoskop.
Obwohl SACKNER (1975) von einer Bronchoskopie bei einem 11jährigen berichtete und der Autor mehrere 8 bis 10jährigen Kinder untersucht hat, ist eine fiberoptische Bronchoskopie beim sehr jungen Patienten doch relativ kontraindiziert. Die psychische Lage des Patienten und die psychologische Führung sind in diesen Fällen äußerst wichtig, und eine starre Bronchoskopie unter Vollnarkose ist in dieser Hinsicht sicherlich einfacher.
Eine schwerste kardiale und respiratorische Dekompensation bietet eine weitere relative Kontraindikation. Da jedoch die Untersuchung so wenig belastend ist, kann der geübte Bronchoskopist auch bei solchen Patienten mit dem Instrument therapeutisch eingreifen. Besteht eine Blutungsneigung entweder iatrogen oder sui generis, so ist eine Biopsie selbstverständlich kontraindiziert, die Fiberbronchoskopie kann jedoch durchgeführt werden (s. Kapitel 6 zu Kontraindikationen der transbronchialen Biopsie).

Komplikationen

In einer Zusammenfassung von 24 521 fiberoptischen Untersuchungen berichteten CREDLE u. Mitarb. (1974) von 0,08% schweren und 0,01% tödlichen Komplikationen. Leichte Komplikationen fand er bei 0,2% (Tab. 4). Der Hauptteil dieser Zwischenfälle war nach seiner Meinung vermeidlich.
Eine zu starke Prämedikation führte in 9 Fällen zu leichten und in 4 Fällen zu schweren Komplikationen ohne tödlichen Ausgang. Die Anwendung von Tetracain für die Lokalanästhesie führte zum kardiorespiratorischen Stillstand mit tödlichem Ausgang in einem Fall, zu leichten Komplikationen bei drei und

Tabelle 4 Komplikationen bei 24 521 Fiberbronchoskopien (nach *Credle, Smiddy* u. *Elliott* 1974)

Komplikation durch	leichte (n)	schwere (n)	tödliche (n)
Prämedikation	9	4	–
Lokalanästhesie	3	7	1
Untersuchung	56	11	2
Insgesamt	68 (0,2%)	22 (0,08%)	3 (0,01%)

schweren Komplikationen bei sieben Patienten. Der bronchoskopische Vorgang rief Laryngospasmus bei 31 Patienten und Bronchospasmus bei 6 hervor. Respiratorisches und kardiales Versagen führten jeweils einmal zum tödlichen Ausgang. Weitere Komplikationen waren Synkope (1), Bradykardie (1), Extrasystolie (8), ventrikuläre Tachykardie (1), postfiberbronchoskopisches Fieber (8), Pneumonie (2) und Epistaxis (12). In einer späteren Übersichtsarbeit von SURATT u. Mitarb. (1976) wurden aus 48 000 fiberoptischen Vorgängen zehn tödliche Komplikationnen berichtet. Alle zehn hatten entweder schwerste Myokarderkrankungen, fortgeschrittene Lungenkrankheiten, gravierende Pneumonie oder Krebs. Siebzehn Bronchospasmen wurden beobachtet.
Nach diesen Veröffentlichungen sind weitere, zum Teil schwere Bronchospasmen bei Asthmatikern berichtet worden (ALBERTINI u. Mitarb. 1974, KING 1973, SAHN u. SCOGGIN 1976), eine Komplikation, die durch vorsorgliche Maßnahmen mit hoher Wahrscheinlichkeit vermeidlich ist (NAKHOSTEEN 1978). Durch Einhaltung folgender Kriterien kann die Komplikationsrate bei der Fiberbronchoskopie verschwindend gering gehalten werden: Dosierung der Prämedikation nach Größe, Körpergewicht und Atemfunktion; Anwendung von Lidocain statt Tetracain als Lokalanästhetikum bis zu einer Höchstdosierung von 300 mg (der Hauptteil der von CREDLE u. Mitarb. berichteten Prämedikationskomplikationen war auf die Anwendung von Tetracain zurückzuführen); ständige Beobachtung des Patienten während der Untersuchung, um Herzrhythmusstörungen, Synkope usw. zu erkennen und zu behandeln. Wie bei allen endoskopischen Räumlichkeiten müssen Reanimationsvorrichtungen im Untersuchungszimmer vorhanden sein, und es ist unabdingbar, daß der Untersucher eine Notintubation durchführen kann.
Der fiberbronchoskopischen, transbronchialen Biopsie, die in Kapitel 6 ausführlich beschrieben wird, werden unterschiedliche Komplikationsraten in der Literatur zugeschrieben (s. Tab. 8). Auf jeden Fall liegen die Komplikationsziffern höher als bei der einfachen Fiberbronchoskopie. Die Untersuchung findet unter Durchleuchtung statt. Die Technik ist schwieriger und bedeutet sowohl für Patient als auch Bronchoskopist eine höhere Belastung. Aus diesen Gründen muß die Indikationsstellung strenger sein als bei der normalen Fiberbronchoskopie.

Kapitel 2

Die Grundausrüstung

Das Fiberbronchoskop

Ein fiberoptisches Bronchoskop (Abb. 1) besteht aus einem Kopfteil mit einem Fixfokus und Dioptrinenausgleich, einem Lenkmechanismus in Form eines Rades oder Hebels und einem Ostium für einen Instrumentierkanal. Hieran schließt sich ein flexibles Rohr von durchschnittlich 70 cm Länge mit einem Durchmesser von 5 bis 6 mm an, welches neben dem Kanal für Instillation, Aspiration und Biopsiezwecke im wesentlichen die Seilzüge für die Abwinklung der Spitze und die Fiberglasfasern enthält. Die Spitze kann je nach Modell zwischen 130 und 180 Grad abgewinkelt werden.
Der *Lenkmechanismus* für die Abwinkelung der Spitze besteht bei Olympus aus einem Hebel und bei Wappler sowie Machida aus einem Rad. STABLEFORTH u. CLARKE (1976) vertreten die Meinung, daß die Betätigung des Hebels durch den Daumen allein eine leichtere Manövrierbarkeit hervorruft, während bei dem Radmechanismus im allgemeinen Daumen und Zeigefinger notwendig sein sollen. Nach Erfahrung des Autors, der über längere Zeit alle erhältlichen Instru-

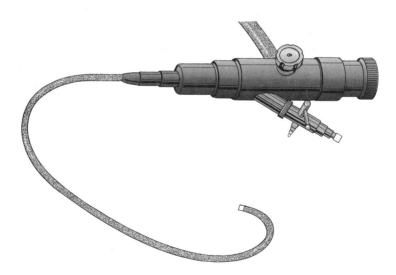

Abb. 1 Das fiberoptische Bronchoskop, Modell FBS 6 T von der Firma Machida.

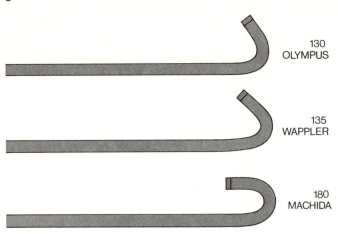

Abb. 2. Die maximale Spitzenabwinklung der vom Autor verglichenen fiberoptischen Bronchoskope.

mente vergleichen konnte (NAKHOSTEEN u. MÜHLHOF 1978a), genügt auch für die Betätigung des Rades meist nur der Daumen. Ein entscheidender Vorteil weder für den Hebel noch für das Rad besteht nicht; die tägliche Gewohnheit ist von ausschlaggebenderer Bedeutung.
Die maximale *Spitzenabwinkelung* bei Wappler beträgt 135 Grad und bei Olympus 130 Grad in beide Richtungen (Abb. 2). Das Machida-Gerät erlaubt eine Spitzenabwinkelung in einer Richtung um 10 Grad, in die andere Richtung jedoch bis 180 Grad. Besonders für die Einsicht in die segmentalen Bronchien des Oberlappens ist diese extremere Abwinkelungsmöglichkeit des Machida-Gerätes vorteilhaft. Weitere technische Details zu den derzeit erhältlichen Fiberbronchoskopen sind in Tab. 5 aufgeführt.
In der Beurteilung der *optischen Eigenschaften* erhält man subjektiv zunächst den Eindruck, als ob bei Machida ein etwas schärferes endoskopisches Bild entsteht als bei den Konkurrenzgeräten. STABLEFORTH u. CLARKE (1976) konnten jedoch durch Anwendung einer Auflösungstabelle einen Unterschied in der optischen Schärfe nicht objektivieren. Insgesamt läßt sich jedoch festhalten, daß die optischen Eigenschaften aller drei Instrumente von hervorragender Qualität sind.
Die empfindlichsten Teile des fiberoptischen Bronchoskops sind die Fiberglasfasern. Wenn diese Fasern abgebrochen sind, treten im Blickfeld feine schwarze Punkte auf. Bei gleicher Beanspruchung der Geräte von Machida und Olympus durch den Autor traten bei Machida seltener Faserbrüche auf, was für eine bessere *Beständigkeit* dieses Gerätes spricht. Diese bessere Beständigkeit der Fiberglasfasern soll an einer speziellen Zusammensetzung liegen. Das Wappler-Instrument wurde seltener benutzt, so daß hierüber keine endgültige Aussage

Tablle 5 Technische Angaben der z.Z. in der Bundesrepublik Deutschland erhältlichen Fiberbronchoskope

Typ	Machida			Olympus*	Wappler (ACMI)
	FBS-6T	FBS-6 TL (2,6)	FBS 6TLW	BFB 2	F3
Gesamte Länge (mm)	770	770	800	775	
Flexible Länge (mm)	600	600	600	605	600
Durchmesser des flexiblen Teils (mm)	6,25	6,25	6,00	5,8	5,3
Sichtwinkel (Grad)	70	70	50	75	60
Sichtbare Entfernung (mm)	5–50	5–50	5–50	3–50	3–50
Spitzenabwinklung links (Grad)	180	180	150	130	135
rechts (Grad)	10	10	90	130	135
Biopsiekanal durchmesser (mm)	2,2	2,6	0,8 u. 2,4	2,0	1,8

Zytologische und histologische Entnahmemöglichkeiten: s. S. 38 ff.
* s. Nachtrag S. 16

abgegeben werden kann. Nach Firmenangaben ähnelt jedoch die Faserbündelung bei Wappler der von Machida.

Der *Durchmesser* des *Instrumentierkanals* ist in allen hier aufgeführten Geräten unterschiedlich: bei dem Wappler-Gerät 1,8 mm, bei Olympus 2 mm, bei Modell FBS 6 T von Machida 2,2 mm und bei dem neueren Modell FBS 6 TL 2,6 mm. Der kleinere Durchmesser der Wappler- und Olympus-Geräte reicht für routine-bronchoskopische Untersuchungen völlig aus. Multiple kleine Biopsien – sechs bis acht – liefern fast immer ausreichend Gewebe für die Diagnose eines Karzinoms. Der größere Biopsiekanal der Machida-Fiberbronchoskope erleichtert jedoch das Absaugen speziell von zähem Sekret und Blutkoageln, und zusätzlich ist die Entnahme von größeren Probeexzisionen möglich. Wenn eine Beurteilung der tieferen Schleimhautschichten verlangt ist, z. B. wie fortgeschritten sind die chronischen Veränderungen beim Bronchialasthma, sind größere Gewebsentnahmen notwendig. Der größere Durchmesser des Instrumentierkanals des Machida-Modells FBS 6 TL erlaubt die Einführung einer dickeren Biopsiezange und erscheint in solchen Fällen vorteilhaft.

Durch ständige Verbesserung der Fiberglasfasern sind Weiterentwicklungen der flexiblen Geräte durchaus zu erwarten. Ein solches Instrument, Machida Modell 6 TLW, besitzt einen Außendurchmesser von nur 6 mm, *zwei* Instrumentierkanäle mit einem Durchmesser von 2,4 bzw. 0,8 mm und verfügt über eine Spit-

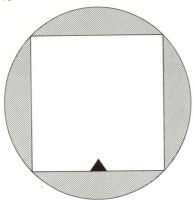

Abb. 3 Das Anbringen eines Zeigers in einem quadratischen Viereck (Olympus) ist zwar sehr nützlich, geht aber zu Lasten einer Einschränkung des Blickfeldes (straffierter Anteil).

zenabwinkelung von 90 Grad nach links und 150 Grad nach rechts. Die theoretischen Vorteile dieses Modells, z. B. das gleichzeitige Absaugen während einer Probeentnahme, müssen noch praktisch geprüft werden (s. auch Nachtrag S. 16).

Die bioptischen Möglichkeiten mit dem Fiberbronchoskop werden in Kapitel 6 beschrieben. Lediglich das Olympus-Gerät besitzt einen integrierten *Zeiger* im Sichtfeld (Abb. 3). Wie aus der Abbildung ersichtlich ist, geht die Einbringung des Zeigers in einem quadratischen Viereck zu Lasten einer gewissen Einschränkung des Blickfeldes (straffierter Anteil). Trotzdem ist ein Zeiger für Lehrzwecke äußerst dienlich, und man würde eine ähnliche Einrichtung bei den Wappler- und Machida-Geräten begrüßen.

Eine *Desinfektion* zwischen routinemäßig durchgeführten Fiberbronchoskopien wird ermöglicht 1. durch eine Ausbürstung des Instrumentierkanals und zum 2. durch eine gründliche äußere wie innere Spülung des Gerätes mit einem Desinfektionsmittel, welches reinigt und desinfiziert z. B. Gigasept.

Anschließend wird der flexible Anteil des Gerätes für 20 Minuten in Aldehyd-Alkohol-Detergenz-Lösung (Gigasept) eingelegt. Diese Lösung muß gründlich mit destilliertem Wasser abgespült werden. Das Gerät kann man jetzt erneut anwenden oder nach dem Abtrocknen des Instrumentierkanals aufhängen. Regelmäßige Benetzung der Außenhaut mit Silikon nach Abtrocknen schützt diese vor frühzeitigem Verschleiß.

Eine schnelle Methode zur Desinfizierung des Fiberbronchoskops ist von SURATT u. Mitarb. 1976 beschrieben worden. Hiernach führt man eine Ausbürstung des Instrumentierkanals sowie Abwischung der äußeren Seite je fünfmal mit 1,5%iger Hexachlorophen-Lösung (pHiso Hex) durch. Danach spült man den Instrumentierkanal mit 50 ml einer Lösung der folgenden Zusammensetzung: 2 Teile Povidon-jod (Betadine), 1 Teil 70%iger Äthanol und 1 Teil H_2O.

Die innere Spülung führt man für 30 Sekunden durch und wischt außerdem fünfmal die äußere Hülse mit derselben Lösung ab. Anschließend wird die sterilisierende Lösung durch 50 ml Kochsalz weggespült. Die Methode war effektiv gegen sämtliche virulenten Keime sowie verschiedene Viren. Die Methode dauert nur 5 Minuten und erlaubt eine schnellere Wiederanwendung des Fiberbronchoskops.

Der Grundsatz, daß der Kopfteil des Gerätes nie naß werden darf, gilt immer, ganz gleich, ob man die eine oder die andere Desinfektionsmethode anwendet. Eine Möglichkeit zur Sterilisation bietet die Gassterilisation. Diese hat jedoch den entscheidenden Nachteil einer anschließend notwendigen Lüftung des Instrumentes für 48 Stunden, bevor es wieder einsatzfähig ist. Eine übliche Reinigung muß vor der Gassterilisation stattfinden.

Trotz Unterschieden in der Beständigkeit verschiedener Fiberbronchoskope muß betont werden, daß diese Geräte alle hochentwickelt und infolge dessen sehr empfindlich sind. Dem Untersucher wird sein Fiberbronchoskop am längsten dienen, wenn er *selbst* die Zeit für die notwendige Pflege aufbringt. Die Lebenserwartung eines Gerätes hängt unmittelbar davon ab, *wer* bronchoskopiert, *wer* die Pflege durchführt und *wie* oft untersucht wird.

Lichtquellen sind in verschiedenen Modellen zu den Fiberbronchoskopen erhältlich und durch entsprechende Adapter von den Firmen Wappler und Machida gegenseitig anpaßbar. Bisher boten Machida und Wappler eine Kaltlichtquelle an, bei der sowohl eine 150 Watt als auch 300 Watt Lampe eingebaut war. Je nach dem, ob man eine Routine-Untersuchung durchführte oder filmte, konnte der gleiche Generator gebraucht werden. Die 300 Watt Halogenlampe hat eine Brenndauer von etwa 30 Stunden – ein wesentlicher Nachteil.

Neuerdings sind Xenonlampen mit einer Brenndauer von ca. 1200 Stunden lieferbar. Hier sei das Machida-Modell HLP 300 und HLP 150 oder Olympus-Modell CLE-4U (150 Watt) und CLX-F (500 Watt) erwähnt. Diese haben wiederum den Nachteil, daß zwei getrennte Anschaffungen notwendig sind, wenn man neben Diagnostik und Therapie auch filmen und fotografieren will.

Lehraufsätze oder Extensionsoptiken, die von allen drei Firmen hergestellt werden, erlauben einem Beobachter, den Bronchoskopievorgang unmittelbar mit zu verfolgen. Diese Möglichkeit ist für die Einarbeitung von Mitarbeitern wie auch zu Demonstrationszwecken unerläßlich. Eine wechselseitige Adaptierung ist möglich, aber nicht zu empfehlen, da der Lichtverlust noch größer wird.

Sowohl Olympus als auch Machida haben speziell für Dokumentationszwecke entwickelte *Photoapparate,* die in ihrer Handhabung leicht und praktisch sind. Wappler liefert derzeit die Asahi-Pentax-Kamera, die etwas schwerer und schwieriger zu bedienen ist. Die von Olympus (OM1 – OM2) und Machida (Kowa 16 × 16 sa) angebotenen Kameras haben beide eine Fortbewegungsautomatik für die Bildfolge. Eine Belichtungsautomatik ist in allen Kameras enthalten.

Auch die Möglichkeit des *endoskopischen Filmens* durch 8 oder 16 mm Filmkameras ist gegeben. Die bekannteste Marke hierfür ist die Beaulieu-Kamera, die mit einem entsprechenden Adapter an alle Geräte angepaßt werden kann. 8 mm und 16 mm Modelle sind erhältlich. Während mit der 8-mm-Kamera sowohl Außen- wie endoskopische Aufnahmen möglich sind, ist das 16-mm-Modell (R 16-Endoskopie) nur für das endoskopische Filmen geeignet. Dient das Filmen nur der Dokumentation oder der Vorführung im kleineren Rahmen, dann reicht völlig die Anwendung von Super 8 bzw. Kodak-Ektachrom-Film aus. Sind jedoch Vorführungen im größeren Saal oder auch in Kongressen vorgesehen, dann ist die Anwendung von 16-mm-Film oder eine Videoaufzeichnung angebracht.

Trotz der Qualitätsbesserung von Super 8 gegenüber einfachem 8-mm-Film besteht immer noch zwischen Super 8 und 16-mm-Film ein Unterschied in der Farbenqualität und Bildschärfe, der gerade bei Großraumvorführungen wichtig ist.

Ergänzende Ausrüstung

Der Untersuchungstisch muß eine Höhe von etwa 1 Meter haben. Da der Patient in halbschräger Lage untersucht wird (s. Abb. 23, S. 32), soll der Kopfteil mit einer Länge von etwa 90 cm verstellbar sein. Teure Endoskopie-Tische sind nützlich, jedoch nicht unbedingt notwendig. Ein möglichst leiser Sauger mit verstellbarem Sog muß vorhanden sein. Zwei Ablageflächen sind notwendig; zum 1. für drei Schalen mit jeweils Gigasept, Alkohol 70%, destilliertem Wasser und das Fiberbronchoskop (Abb. 4) und zum 2. für die Instillationslösungen von 2- und 4%igem Lidocain sowie Kochsalz und gegebenenfalls weitere Medikamente zur Instillation (Abb. 5).

Ein *Sekretsammler* (Firma Wallace, Adresse s. Anhang) zum Einschalten zwischen dem Fiberbronchoskop und dem Sauger nach Erreichen der intratrachealen Lage soll ebenfalls vorhanden sein. Dessen Inhalt kann sowohl zytologisch als auch bakteriologisch untersucht werden. Die Anschaffung zweier *Zerstäuber* (Firma Feix, Anschrift s. Anhang) für die Applikation des Lokalanästhetikums ist auch angebracht.

Schließlich ist für die Verbindung zwischen Bronchoskop und Sauger bzw. Sekretsammler ein Kunststoffschlauch notwendig. Obwohl die Bronchoskopie-Firmen einen Schlauch liefern, ist die Sterilisation dieses Schlauches aufwendig und vor allem die Befreiung von zytologischem Material ineffektiv. Man soll etwa 50 m eines Polyäthylenschlauches mit einem Innendurchmesser von 5 mm bestellen und bei jeder Untersuchung die benötigte Länge (100–150 cm) abschneiden und anschließend verwerfen.

Die *wichtigsten Medikamente* (Tab. 6) mit einer Schilderung ihrer Eigenschaften, die für die Fiberbronchoskopie von Bedeutung sind, sollen im folgenden beschrieben werden. Zur Prämedikation werden Hyoscin (Scopolamin) 0,3 mg

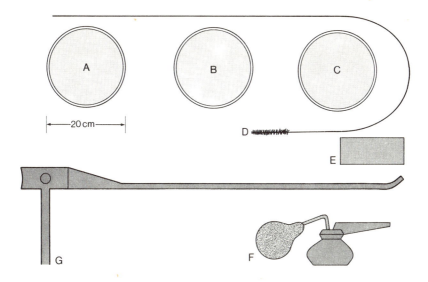

Abb. 4 Erster Ablegetisch mit drei Schalen für
A Desinfektionsmittel,
B 70%igen Alkohol,
C destilliertes Wasser,
D Bürste zur Reinigung des Biopsiekanals,
E sterile Müllplatten,
F Zerstäuber,
G Fiberbronchoskop.

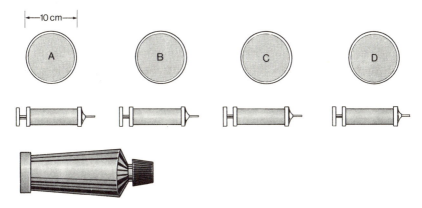

Abb. 5 Zweiter Ablegetisch mit vier Schalen:
A 4%ige Lidocain-Lösung,
B 2%ige Lidocain-Lösung,
C steriles Kochsalz,
D andere Medikamente (z. B. verdünnte Salbutamol-Lösung).
In der Tube ist ein Gleitmittel für die Benetzung des Fiberbronchoskops (z. B. 2%iges Scandicain Gel).

sowie das standardisierte Opiumpräparat Papaveretum (Pantopon) 0 bis 20 mg verwendet. Es gibt eine Reihe anderer Prämedikationskombinationen, die für endoskopische Untersuchungen Anwendung gefunden haben (z. B. DHBP + Fentanyl; Pethidin + Diazepam mit oder ohne Atropin). Da sich Pantopon und

Tabelle 6 Wichtigste Medikamente für die Fiberbronchoskopie

I. Prämedikation (andere Kombinationen möglich)
Hyoscin (Scopolamin) 0,3 mg Ampullen
Papaveretum (Pantopon) 20 mg Ampullen
Diazepam (Valium) 10 mg Ampullen
Prednisolon (Soludecortin) 25 mg Ampullen

II. Lokalanästhesie
Lidocain (Xylocain)
   2%-Lösung
   4%-Lösung (mit Farbzusatz, z. B. Kirschrot)
Mepivacain (Scandicain) Gel 2%

III. Medikamente zur intrabronchialen Anwendung
Salbutamol (Sultanol) Inhalationslösung 0,5%
Mesna (Mistabroncho) 600 mg Ampullen
Bromhexin (Bisolvon) 4 mg Ampullen
Aminoglykocidantibiotika (Anwendung nur nach Resistenzbestimmung)

IV. Notfallmedikamente
Atropin 0,0005 G Ampullen
Adrenalin 1:1000 Ampullen zu 1 ml
Orciprenalin (Alupent) 0,5 mg/ml
Prednisolon (Urbason solubile) 250 mg Ampullen
Furosemid (Lasix) 20 mg Ampullen
Levallorphan (Lorfan) 1 mg Ampullen oder Nalorphin (Lethidrone) 10 mg Ampullen
Plasmaexpander (Macrodex, Haemaccel) 500 ml Infusionsflaschen

V. Sterilisationsmittel z. B.:
Aldehyd + Alkohol + Detergens (Gigasept)
Glutaraldehyd (Alhydex)
Hexachlorophen (pHisoHex)
Povidon (Betadine)

Scopolamin für die Fiberbronchoskopie besonders gut eignen, werden diese Mittel eingehend besprochen. Das Anticholinergikum Hyoscin ist wegen einer stärkeren Dämpfung der Speichelsekretion sowie einer schwächeren Wirkung auf die Herzfrequenz dem Atropin vorzuziehen. Weiterhin stehen am Zentralnervensystem im Gegensatz zu Atropin die dämpfenden Wirkungen im Vordergrund. 20 mg des standardisierten Opiumkonzentrats Pantopon enthalten 10 mg Morphin, das eine hervorragende Analgesie und Euphorie bewirkt. Daneben kommt es aufgrund des Nebenalkaloidgehaltes (Papaverin) zu einer Erschlaffung der glatten Muskulatur des Bronchialbaums, die eine gewisse vorbeugende Wirkung gegen eine Bronchokonstriktion mit sich bringt. Die hustendämpfende Wirkung dieser Kombination ist sehr gut und letztlich bewirkt sie eine retrograde Amnesie, die sich für die Patientenbeurteilung des Vorgangs nur positiv auswirkt. Auf Scopolamin muß beim bestehenden Glaukom verzichtet werden. Die Dosierung des Pantopons muß nach Atemfunktion und Größe sowie Gewicht des Patienten eingestellt werden; bei sehr schwachen und gefährdeten Patienten muß man auf die Prämedikation ganz verzichten.

Vegetativ stark überlagerte Patienten benötigen gelegentlich einige Milligramm Diazepam (Valium), die unmittelbar vor der Untersuchung intravenös gegeben werden sollen. Nicht mehr als 5% aller Untersuchten benötigen diese zusätzliche Maßnahme.

Das Mittel der Wahl für die *Lokalanästhesie* ist Lidocain. Die Substanz muß in 2- und 4%iger Lösung vorhanden sein und die 4%ige Lösung durch Zugabe von Farbstoff kirschrot angefärbt werden, damit eine Verwechslung mit der 2%igen Lösung nicht zustande kommen kann.

Die Toxizität des Lidocains im Vergleich zu Tetracain ist wesentlich geringer (s. Kapitel 1). Die einzige Komplikation durch Lidocain in der großen Kollektion von CREDLE u. Mitarb. (1974) kam nach einer massiven Überdosierung einer 4%igen Lidocain-Lösung zustande. Weiterhin treten bei Lidocain erkennbare und reversible ZNS-Symptome schon vor den kardiovaskulären Erscheinungen auf. Die Eliminierung des Lidocains ist mit Ausnahme von Patienten mit Herzinsuffizienz oder ernsthaften hepatischen Dysfunktionen sehr schnell (THOMPSON u. Mitarb. 1973, PATTERSON u. Mitarb. 1975). Eine Gesamtdosierung von 300 mg sollte nicht überschritten werden (GRIMES u. CATES 1976).

Für Patienten, die an einer reversiblen, chronisch obstruktiven Atemwegserkrankung leiden (feststellbar durch Bestimmung des Atemstoßes odes des Peak Flow Wertes vor und nach Gabe eines Broncholytikums), muß Prednisolon (Soludecortin) 50 mg i.v. als Teil der Prämedikation verabreicht werden. Eine verdünnte Salbutamol-Inhalationslösung für intrabronchiale Instillation wird folgendermaßen vorbereitet: 15 Tropfen von 0,5%iger Salbutamol-Lösung (Sultanol-Inhalationslösung) werden auf 10 ml Kochsalz verdünnt. Als Alternative kann man eine größere Menge herstellen, zum Beispiel 7,5 ml der 0,5%igen Sultanol-Inhalationslösung, auf 100 ml mit Kochsalz verdünnt. Die Anwendung dieser Prednisolon- und Salbutamol-Kombination bewirkt nicht nur eine Vorbeugung gegen Bronchospasmus, sondern auch eine Besserung von therapieresistentem Bronchospasmus (NAKHOSTEEN 1978b) (s. Kapitel 7: Die therapeutische Fiberbronchoskopie).

Vor Einführung des Bronchoskops wird der flexible Teil mit 2%igem Mepvacain-Gel (Scandicain) überzogen. Mukolytika (z.B. Bromhexin: Bisolvon, Mesna: Mistabronco) sollen ebenfalls vorhanden sein, obwohl sie sehr selten benötigt werden.

Als Notfallmedikament muß ein Morphiumantagonist, z.B. Nalorphin (Lethidrone) oder Levallorphan (Lorfan) sofort erreichbar sein. Eine Dosierung von 1 Ampulle von einem dieser Präparate soll bei Verdacht auf eine Pantopon-Überdosierung intravenös verabreicht und kann innerhalb von 3 Minuten wiederholt werden. Sollte sich der respiratorische Zustand hiernach nicht bessern, dann ist eine Opiat-Überdosierung unwahrscheinlich (Medical Letter).

Der Patient muß während der nächsten 8 bis 24 Stunden intensiv beobachtet und notfalls erneut behandelt werden, da die Verstoffwechselung von Nalorphin und Levallorphan relativ rasch ist. Im Falle einer Bradykardie mit oder ohne Blutdruckabfall sollen die verschiedenen kardiostimulierenden Substanzen im Notfallschrank erreichbar sein, z. B. Atropin 0,0005 g, Adrenalin 1:1000, Orciprenalin (Alupent) 0,5 mg. Neben Cortison ist Adrenalin nach wie vor für anaphylaktoide Reaktionen das Mittel der Wahl. Ein Plasmaexpander (z. B. Dextran 70, Macrodex) muß ebenfalls vorrätig sein. Bei bestehender allergischer Diathese wäre 6%-Gelatinlösung (Haemaccel) dem Dextran vorzuziehen, weil Gelatin keine Antigeneigenschaften aufweisen soll.

Ein *Reanimationsbesteck,* bestehend aus verschiedenen Intubationstuben sowie Schmiermittel, einer Klemme, Spritzen, Führungsstab, Laryngoskop und Ambubeutel, gehört in jeden Endoskopie-Raum, und die Fiberbronchoskopie stellt hier keine Ausnahme dar. Obwohl noch Uneinigkeit über die routinemäßige Anwendung von Sauerstoff bei der transnasalen fiberoptischen Bronchoskopie besteht (s. Kapitel 4, S. 33, Notwendigkeit der Sauerstoffgabe), ist auf jeden Fall eine *Sauerstoffquelle* unabdingbar.

Letztlich verlangt eine sachgerechte Aufbewahrung des Fiberbronchoskops einen *speziellen Schrank,* in dem das *Gerät aufgehängt* werden kann. Die Koffer, in denen Fiberbronchoskope geliefert werden, sind für die Verfrachtung und nicht für die Aufbewahrung des Gerätes bestimmt. Der Schrank muß verschließbar sein und die Möglichkeit haben, die verschiedenen Biopsiezangen, Bürsten usw. ebenfalls unterzubringen.

Nachtrag: Neuerdings bietet auch Olympus ein Bronchoskop mit einem größeren Biopsiekanal (Model BF-1T). Der Aspirationsansatz erlaubt eine Absaugung während sich ein Instrument im Biopsiekanal befindet. Die maximale Spitzenabwinkelung ist 130° links und 60° rechts.

KAPITEL 3

Grundausbildung

Die praktische Ausbildung eines Bronchoskopisten wird durch vorherige Kenntnis wichtiger anatomischer Merkmale der Nase, des Rachens und des Trancheobronchialbaumes wesentlich erleichtert.

Anatomie der Nase und des Rachens

Die Eleganz und Einfachheit der transnasalen fiberoptischen Bronchoskopie beruht hauptsächlich darauf, daß die nasotracheale Passage einen natürlichen Bogen für die Einführung des Bronchoskops darstellt (Abb. 6). Der Eintritt in diesen Bogen ist zunächst flach auf der Basis der Nase, unterhalb der Concha

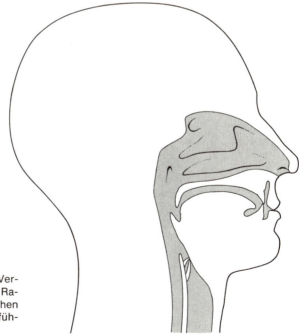

Abb. 6 Die anatomischen Verhältnisse der Nase und des Rachens bieten einen natürlichen Bogen für die transnasale Einführung des Fiberbronchoskops.

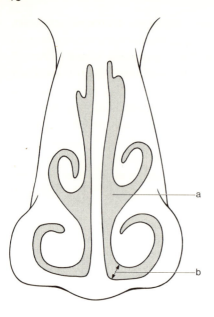

Abb. 7 Die mittlere (a) und die untere (b) Nasenpassage haben an den engsten Stellen einen Durchmesser von mindestens 6,4 mm bei mehr als 90% aller Patienten (Frontalschnitt).

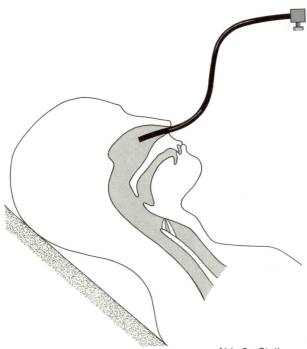

Abb. 8 Stellung des Fiberbronchoskops im seitlichen Bild entsprechend dem Frontalschnitt von Abb. 7.

nasalis inferior, durch den unteren Nasengang. Der engste Durchmesser dieses unteren Nasenganges beträgt bei über 90% aller Erwachsenen etwa 6,4 mm, so daß alle gängigen Fiberbronchoskope diese Enge passieren können (Abb. 7 u. 8). Bei etwa 15% besteht ein umgekehrtes Durchmesserverhältnis zwischen dem *medialen* und *unteren* Nasengang, so daß der mittlere Nasengang zwischen Concha nasalis media und Concha nasalis inferior die größte Öffnung darstellt. Erfahrungsgemäß kommt es bei etwa 20% aller Patienten vor, daß die mittleren und unteren Nasengänge in einem Nasenloch zu eng, aber im anderen vollkommen weit genug sind.

Beim Einführen des Bronchoskops muß also zuerst der untere, dann der mittlere Nasengang aufgesucht werden, und sollte die Passage hier nicht gelingen, die Gegenseite versucht werden.

Nach Passieren dieser Enge nähert sich die Bronchoskopspitze dem Nasopharynx. Hier fängt der eigentliche natürliche Bogen an, und die Bronchoskopspitze muß wiederum in Richtung des Bogens, d. h. nach kaudal, flexiert werden.

Der Zungengrund wird jetzt von unten sichtbar und liegt gelegentlich dem weichen Gaumen direkt an, so daß die weitere Sicht versperrt wird. Um dieses Hindernis zu überwinden, soll der Untersucher den Patienten auffordern, die Zunge herauszustrecken. Nun kommt die Epiglottis in Sicht, die an eine Miniaturzunge erinnert (Abb. 9 u. 10). Direkt dorsal von der Epiglottis kommen die Stimmbänder zum Vorschein (Abb. 11 u. 12). Eine Faustregel zur Orientierung in dieser Situation besagt, daß die *offenen Stimmbänder wie die Spitze eines Pfeils sind, der nach ventral hin zeigt*. In dieser Lage kann der Bronchoskopist eine mühelose Inspektion der Nasenpassage, des Rachens und der Stimmbänder durchführen. Die Anwendung des Fiberbronchoskops und ähnlicher Instrumente lediglich für diese Indikation gewinnt immer mehr an Bedeutung (CLARKE u. KNIGHT 1977).

Die Veränderung, die für den Bronchoskopisten in diesem Bereich am wichtigsten sein kann, ist eine Stimmbandparese. Besteht eine Rekurrenslähmung, so befindet sich das Stimmband in mittlerer Stellung und ist atonisch. Fordert man den Patienten auf, ein lautes „i" zu phonieren, so bleibt das paretische Band unbeweglich, während das gesunde Stimmband kompensatorisch über die Mittellinie hinüberragt.

Zwei Orientierungsschwierigkeiten bestehen in diesem Bereich. Die Bronchoskopspitze kann in den Recessus piriformis (die Stimmtasche) zur lateralen Seite des Ariknorpels gelangen. Schluckt der Patient, dann kann die Spitze zwischen die Epiglottis und Zungengrund kommen. Bei beiden dieser Möglichkeiten kann der Untersucher sich dadurch orientieren, daß er das Bronchoskop 1–2 cm zurückzieht und die ihm bekannten anatomischem Merkmale, vor allem die Epiglottis, die Ariknorpel und die Stimmbänder, erneut lokalisiert.

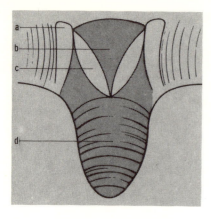

Abb. 9 Die Epiglottis und direkt dahinter die Stimmbänder a. Aryknorpel b. Larynx c. Stimmband d. Epiglottis.

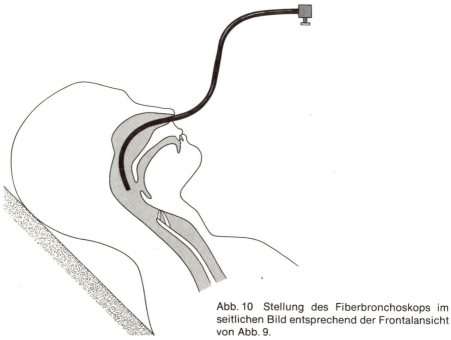

Abb. 10 Stellung des Fiberbronchoskops im seitlichen Bild entsprechend der Frontalansicht von Abb. 9.

Der Tracheobronchialbaum

Es ist von äußerster Wichtigkeit, daß der lernende Bronchoskopist von Anfang an sich einige wesentliche Merkmale im Tracheobronchialbaum einprägt, um links von rechts und ventral von dorsal unterscheiden zu können. Bei Bronchoskopien, die am Patientenbett oder auf der Intensivstation durchzuführen sind,

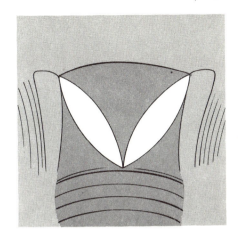

Abb. 11 Die Stimmbänder sehen wie die „Spitze eines Pfeils, die nach ventral hin zeigt" aus.

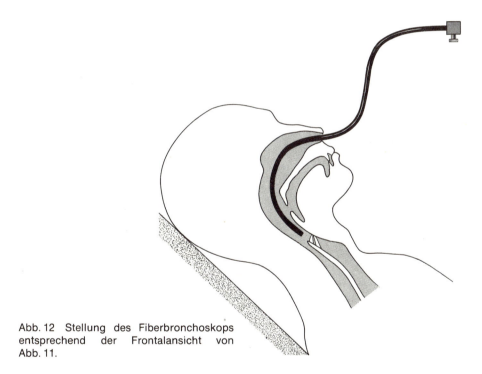

Abb. 12 Stellung des Fiberbronchoskops entsprechend der Frontalansicht von Abb. 11.

muß der Untersucher sich dorthin stellen, wo ausreichend Platz ist. Diese Stelle kann rechts, links oder oberhalb des Patienten sein, und danach ändert sich ja auch das anatomische Aussehen sowohl von ventral nach dorsal wie auch von links nach rechts.

Bei *intratrachealer Lage* des Bronchoskops sind die wichtigsten Merkmale die an der Tracheahinterwand gelegenen, von kranial nach kaudal ziehenden Mem-

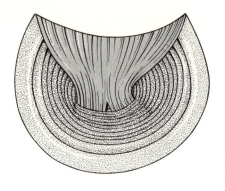

Abb. 13 Die wichtigsten anatomischen Merkmale der Trachea: längsziehende, dorsalgelegene Faserzüge und gegenüber die hufeisenförmige, ventral und beidseitig abschließende Knorpelspangen.

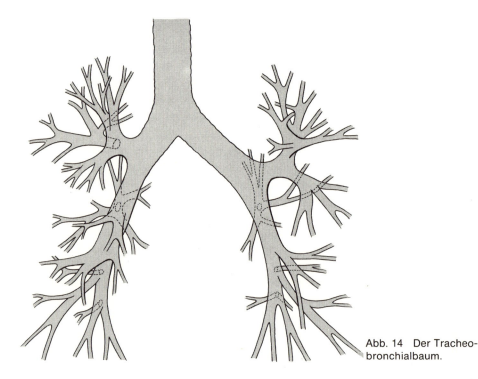

Abb. 14 Der Tracheobronchialbaum.

branzüge, die sich leicht in die Trachea hineinwölben (Abb. 13). Vorne und auf beiden Seiten gelegen sind die Knorpelspangen, die hufeisenförmig untereinander angeordnet sind.

An der Bifurkation zieht der rechte Hauptbronchus nur leicht abgewinkelt (5 bis 15 Grad) nach rechts kaudal ab. Der linke Hauptbronchus dagegen geht relativ steil nach links ab, in einem Winkel zur Tracheaachse, der bis 30 Grad liegen kann (Abb. 14). In den Hauptbronchien und unteren Stammbronchien setzt sich dasselbe anatomische Verhältnis zwischen den längsziehenden, dorsal gelegenen Faserzügen und den ventral gelegenen Knorpelspangen fort. Orientierungsschwierigkeiten in den Segmentbronchien können immer durch Zurückziehen des Bronchoskops zu einem Stamm- oder Hauptbronchus schnell behoben werden.

Etwa 2 cm nach Abgang des rechten Hauptbronchus geht der rechte Oberlappenbronchus von der lateralen Seite bogenförmig ab und teilt sich sofort in drei Segmente auf (Abb. 15). Für die Hauptvariante der Segmente des rechten Oberlappenbronchus s. Abb. 16.

4 bis 5 cm distal vom Abgang des rechten Oberlappenbronchus sind zwei gegenüberliegende schlitz- bis rundlich-ovale Öffnungen sichtbar (Abb. 17): die *ventrale* vom Mittellappenbronchus führt zum 4. (medialen) und 5. (lateralen) Segment, und die *dorsale* vom 6. oder apikale Unterlappensegment. Die basale Segmentbronchien 7–10 sind aus Abb. 17 ersichtlich.

Der linke Hauptbronchus ist gekennzeichnet durch einen steileren Abgang und eine längere Strecke bis zur Subkarina, wo der linke Oberlappenbronchus nach lateral abzweigt (Abb. 18).

Ein bis zwei Zentimeter nach dieser Abzweigung wird zunächst das Lumen des Lingulabronchus auf der kaudalen Seite sichtbar. Der Lingulabronchus entspricht dem Mittellappen auf der rechten Seite und teilt sich ebenfalls in zwei Segmente, die allerdings statt lateral und medial folgendermaßen gekennzeichnet sind (Abb. 18): kraniales (4) und kaudales (5) Lingulasegment. Im linken Oberlappenbronchus, etwa 1 cm weiter peripherwärts von der Lingulaöffnung, sind wiederum die drei Oberlappensegmentbronchien sichtbar. Da die apikalen und dorsalen Segmente häufig einen gemeinsamen Ursprung aufweisen, werden sie das apikodorsale Segment genannt, während das ventrale oder 3. Segment dieselbe Benennung erhält (Abb. 18). Die linken Oberlappensegmente können jedoch alle drei einen gemeinsamen Ursprung haben. Die anatomischen Varianten auf dieser Seite sind etwas komplizierter als rechts (vgl. Abb. 19 a–f).

Kurz nach der Oberlappenkarina im Unterlappenbronchus kommt der Abgang des 6. oder apikalen Segmentbronchus, der wie auf der rechten Seite in einem scharfen Winkel zwischen 80 und 90 Grad nach *dorsal* in die Peripherie zieht. Etwas weiter kaudalwärts werden wiederum die basalen Segmente sichtbar, vgl. Abb. 20.

Berücksichtigt man die anatomische Lage aller nach *dorsal* und *kaudal* verlaufenden Segmente und die Auswirkung der Schwerkraft auf intrabronchiale Schleimbewegungen, so wird am *liegenden* Patienten erklärlich, wo sich Schleimpfropfen hauptsächlich bilden: nämlich in den apikodorsalen und dorsobasalen Unterlappensegmenten. Bewirken diese Schleimpfropfen eine totale Okklusion, so entsteht im entsprechenden Segment eine Atelektase. Die Abb. 21 und 22 zeigen schematisch das röntgenologische Aussehen dieser Veränderungen im seitlichen Bild.

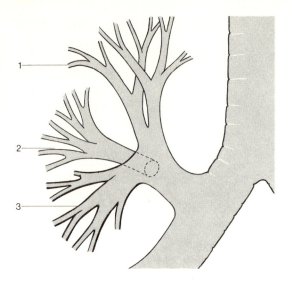

Abb. 15 Der rechte Oberlappenbronchus teilt sich in drei Segmente auf:
1 = das apikale Segment,
2 = das dorsale Segment und
3 = das ventrale Segment.

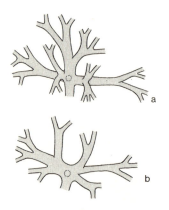
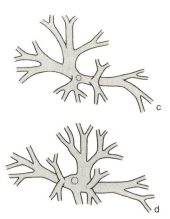

Abb. 16 Anatomische Variante der rechten Oberlappensegmente:
A normale Einteilung,
B gespaltenes apikales Segment (28%),
C gemeinsames apikales und dorsales Segment (14%),
D gemeinsames apikales und ventrales Segment (10%).
(Von Simon, G.: Principles of chest x-ray Diagnosis, 4. Auflage. Butterworth, London 1978. S. 245. Mit Genehmigung des Verlags.)

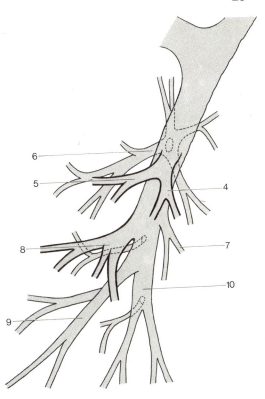

Abb. 17 Der Mittellappen geht nach ventral ab und teilt sich in zwei Segmente auf:
4 = das mediale und
5 = das laterale Mittellappensegment. Dem gegenüber liegt das apikale rechte Unterlappensegment (6). Die restlichen Unterlappensegmentbronchien sind:
7 = das mediobasale,
8 = das anterobasale,
9 = das laterobasale und
10 = das posteriobasale Segment.

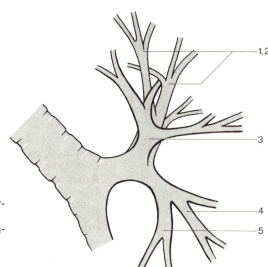

Abb. 18
1 und 2 = apikodorsales linkes Oberlappensegment;
3 = ventrales linkes Oberlappensegment;
4 = kraniales Lingualsegment;
5 = kaudales Lingulasegment.

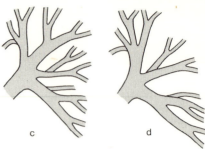

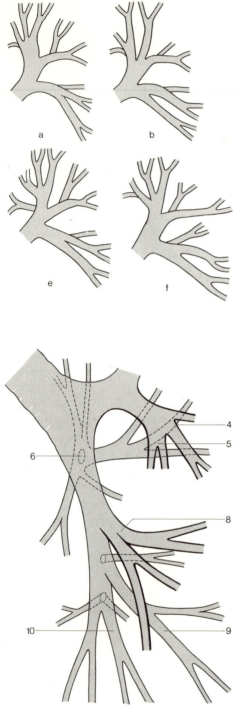

Abb. 19 Anatomische Variante der linken Oberlappensegmentbronchien:
a = normal;
b = geteiltes apikales Segment (38%);
c = neben gespaltenem apikalen Segment dreifache Verteilung mit kaudaler Abknickung eines Teils des ventralen Segments (21%);
d = kaudale Abknickung des gesamten ventralen Segments bei dreifacher Verteilung (6%);
e = kaudal gerichteter, lateraler Zweig des hinteren Segments (48%);
f = Verlagerung des lateralen Zweigs des oberen Lingulasegmentbronchus nach dorsal (15%).
(Von Sigmon, G.: Principles of Chest x-ray Diagnosis, 4. Auflage. Butterworth, London, 1978. S. 245. Mit Genehmigung des Verlags.)

Abb. 20 Linker Unterlappenbronchus:
6 = apikaler Unterlappensegmentbronchus.
Die restlichen linken Unterlappensegmentbronchien teilen sich folgendermaßen auf:
8 = anterobasal,
9 = laterobasal und
10 = dorsobasal.
Das 7. oder mediobasale Segment ist links nicht ausgebildet.

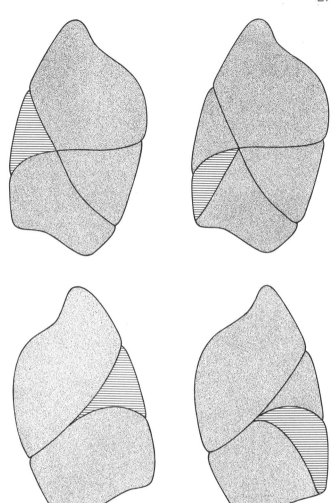

Abb. 21 Prädilektionsstellen für Schleimpfropfenatelektasen der *linken* Lunge. Schematische Darstellung einer links anliegenden, seitlichen Thoraxaufnahme. Apikodorsales Segment (links) und dorsobasales Segment (rechts).

Abb. 22 Prädilektionsstellen für Schleimpfropfenatelektasen der *rechten* Lunge. Schematische Darstellung einer rechts anliegenden, seitlichen Thoraxaufnahme. Apikodorsales Segment (links) und dorsobasales Segment (rechts).

Übungsmodelle

Sind die oben erwähnten anatomischen Merkmale einigermaßen beherrscht, so besteht die nächste Stufe in Übungen an einem Modell. Tracheobronchiale Modelle sind in verschiedenen Preislagen von Medi-Tech und Machida erhältlich. Ein *Phantom* („Scopin") mit integriertem Nasotracheobronchialbaum, das für die transnasale fiberoptische Bronchoskopie speziell entwickelt worden ist, wird nach Angaben des Herstellers, Coburger Lehrmittelanstalt, Anfang 1978 erhältlich sein (alle Anschriften im Anhang).

Mindestens 10 Stunden sollen für die Modellübungen angesetzt werden. Dieser Teil der Ausbildung prägt nicht nur die anatomischen Merkmale stärker ein, sondern gibt dem Untersucher Erfahrung in der Handhabung des Fiberbronchoskops im beengten Raum. Je länger die Übungen hier stattfinden, desto leichter werden die späteren Untersuchungen an den Patienten.

Besteht die Möglichkeit, an intubierten und beatmeten Patienten Fiberbronchoskopien durchzuführen, so wäre diese Stufe die nächste logische Fortsetzung der Ausbildung. Ebenso nützlich kann beim kooperativen Patienten im Anschluß an eine diagnostische Fiberbronchoskopie der Lernende vom Endoskopisten das Fiberbronchoskop übernehmen, um seine Hand und sein Auge weiter zu üben. Dieses soll soweit wie möglich unter gleichzeitiger Beobachtung eines erfahrenen Endoskopisten durch einen Lehraufsatz stattfinden. Als eine Art „Abschlußprüfung" muß der Lernende alle oben erwähnten Teile des Tracheobronchialbaums am Patienten demonstrieren können.

Nach dieser „Abschlußprüfung" kann der erste Versuch einer nasotrachealen Intubation unternommen werden. SACKNER (1975) empfiehlt, für diese ersten Versuche eine Zeitgrenze von 5 Minuten einzuhalten, wonach der erfahrene Kollege das Bronchoskop übernimmt und die Intubation fortführt. Dem Autor scheint diese Grenze etwas zu streng zu sein; wichtig ist, daß dem Patienten keine Unannehmlichkeiten bereitet werden und daß die Intubation innerhalb von 10 Minuten gelingt.

Als letzte Stufe in diesem Ausbildungsprogramm soll die Durchführung von Biopsien kommen. Eine Biopsie soll erst nach mindestens 5 nasotrachealen Intubationen und Fiberbronchoskopien entnommen werden.

Da der Instrumentierkanal durch Abwinkelung der Spitze eingeengt ist, ist es unbedingt notwendig, daß *nur bei gestreckter Spitze eine Biopsiezange eingeführt wird*. Erst nachdem die Zangenspitze im optischen Feld zu sehen ist, kann die Spitze erneut in die gewünschte Stellung gebracht werden. Alle diese Manipulationen verlangen etwas Handfertigkeit, die schließlich nur durch Übung zustande kommen kann (s. Kapitel 6 zu den bioptischen Möglichkeiten mit dem Fiberbronchoskop).

Nach SACKNER wird, um als selbständiger Fiberbronchoskopist tätig zu sein, eine Mindestzahl zwischen 40 und 50 transnasalen Fiberbronchoskopien einschließlich einem Minimum von 10 Biopsien verlangt.

Schließlich ist es vielleicht am wichtigsten, daß man in einem Zentrum mit einer hohen Fallzahl seine Ausbildung erhält, nicht nur, weil hier viel mehr gesehen werden kann, sondern auch das Patientengut ein schnelleres Fortkommen in einem Lehrgang erlaubt, da unter normalen Umständen bei einer Untersuchung nicht mehr als höchstens zwei Kollegen ausgebildet werden können. Durch simultane Videoübertragung des fiberoptischen Vorganges wird es jedoch in der näheren Zukunft möglich sein, wesentlich mehr Kollegen gleichzeitig auszubilden.

Kapitel 4

Die transnasale fiberoptische Bronchoskopie

Die diagnostischen und therapeutischen Vorteile dieser sehr schonenden Methode sind mittlerweile sehr gut dokumentiert (Smiddy u. Mitarb. 1971, Sackner 1975, MacDonald 1975, Fueter 1976, Clarke u. Knight 1977, Nakhosteen 1977).
Smiddy u. Mitarb. veröffentlichten die Methode 1971, etwa ein Jahr, nachdem Ikeda das Fiberbronchoskop anläßlich eines Treffens der Amerikanischen Gesellschaft für Bronchoösophagoskopie vorgestellt hat. Die Methode wurde von anderen Bronchoskopisten sehr rasch aufgenommen und stellte binnen weniger Monate die wohl populärste Passage für die Einführung des fiberoptischen Bronchoskops dar (Tab. 1). Bei der transnasalen Fiberbronchoskopie sollen aseptische Kautelen bei der Durchführung eingehalten werden.

Patientenvorbereitung

Die Untersuchung findet am zwar prämedizierten, aber doch wachen Patienten statt. Wie alle endoskopischen Untersuchungen, die ohne Vollnarkose durchgeführt werden, bereitet die transnasale Bronchoskopie dem Patienten Kummer; er hat Angst vor dem Ungewissen. Die Aufklärung vor der Untersuchung und die *psychologische Führung* sind von großer Wichtigkeit. Der Untersucher muß in sämtlichen Patientenkontaktphasen *beruhigend* wirken. Bei der Aufklärung soll die Untersuchungsmethodik in groben Zügen vorgetragen und eine Betonung auf die Schmerzlosigkeit gelegt werden. Eine detaillierte Aufzählung aller möglichen Komplikationen ist sicherlich nicht angebracht; man kann die Statistik von Credle u. Mitarb. erwähnen, nach der bei 24 000 Untersuchungen leichte Komplikationen bei 0,2%, schwere Komplikationen bei 0,08% und tödliche Komplikationen bei 0,01% aufgetreten sind (d. h. eine bei zehntausend Untersuchungen).
Seitdem diese Studie 1974 erschien, haben entsprechende methodische und medikamentöse Verbesserungen der transnasalen fiberoptischen Bronchoskopie eine weitere Erniedrigung der Komplikationsrate gebracht. Bei den ersten 500 diagnostischen Untersuchungen des Autors traten dreimal Blutdruckabfälle und einmal ein flüchtiger Laryngospasmus als einzige Komplikationen auf.

Eine kardiorespiratorische Anamneseerhebung sowie klinische Untersuchung ist vor jeder Bronchoskopie sehr wichtig. Die genaue Betrachtung sämtlicher *Thoraxaufnahmen* ist eine Selbstverständlichkeit und gibt die wichtigste Auskunft über die Lokalisation der verdächtigen Bezirke.

Die Segmentanalyse einer Atelektase (Abb. 21 u. 22) führt zu einer wesentlichen Verkürzung der Untersuchungsdauer, eine Tatsache, die besonders bei Schwerkranken wichtig ist.

Auf die Bestimmung der einfachen *Lungenfunktionsparameter* vor und nach einer *Broncholyse* darf nicht verzichtet werden. Die Ausgangwerte der Vitalkapazität (VK), des Atemstoßes in einer Sekunde (FEV_1) und der Peak expiratory flow rate (PEFR) im Zusammenhang mit dem Gewicht und der Größe des Patienten sind ausschlaggebend für die Dosierung der Prämedikation.

Ist das Verhältnis von FEV_1 zu VK unter 70%, dann besteht eine obstruktive Ventilationsstörung. Durch Gabe von zwei Hub einer broncholytischen Substanz (Sultanol, Bricanyl oder Berotec) und erneute Bestimmung der Atemfunktionsparameter nach fünfminütiger Pause kann die Reversibilität der Ventilationsstörung oder die *broncholytische Kapazität* (BLK) bestimmt werden. Eine BLK von über 10% muß der Untersucher als Warnzeichen ansehen, weil gerade diese Patienten, ob chronische Asthmatiker oder Bronchitiker, unter der fiberoptischen Bronchoskopie einen Bronchospasmus bekommen können. Gabe von entsprechenden Medikamenten (Prednisolon 50 mg i. v. als Teil der Prämedikation und verdünnte Salbutamol-Lösung bis 3,75 mg intrabronchial während der Bronchoskopie) beugt nicht nur einem Bronchospasmus vor, sondern führt häufig zu einer Besserung der Atemfunktion, ein Effekt, der auch therapeutisch ausgenutzt werden kann (s. Kapitel 7).

Bei der anamnestischen Feststellung der Einnahme von Dicumarol-Präparaten (z. B. Marcumar) und auch *Thrombozytenagepegotrinshemmer* ist die Quick-,PTZ- und Thrombozytenbestimmung angebracht. Markumarisierte Patienten können zwar bronchoskopiert werden, aber die Entnahme von Probeexzisionen ist kontraindiziert. Schließlich kann die serienmäßig durchgeführte arterielle Blutgasanalyse vor, während und nach der Untersuchung bei respiratorisch gefährdeten Patienten, die therapeutisch bronchoskopiert werden, eine Aussage über die Auswirkung der Untersuchung geben und auf Gefährdungen hinweisen. Der Patient muß mindestens 4 Stunden nüchtern sein und darf am Tage der Untersuchung nicht geraucht haben. Zigarettenrauchen beeinträchtigt die Reizschwelle im Bereich des Rachens und der Stimmbänder so, daß in manchen Fällen die Lokalanästhesie in ihrer Wirkung stark abgeschwächt wird.

Zur Pharmakologie der *Prämedikation* s. S. 14. Die Verabreichung soll 45 Minuten vor der Untersuchung stattfinden. Zur Dosierung gelten folgende Regeln:

Pantopon: beim 70 kg schweren Patienten mit einer normalen Atemfunktion: 15 mg i. m. Bei manchen Patienten ist eine entsprechende Reduktion angezeigt,

so daß im Extremfall ein hypoxämischer, abgeschwächter Patient mit einer VK unter 700 ml kein Pantopon bekommen soll.
Scopolamin: 0,3 mg s. c.; als Kontraindikation gilt das Glaukom. Einschränkung bei respiratorisch gefährdeten Patienten ist ebenfalls indiziert.
Der Autor hat die Pantopon-Scopolamin-Kombination von CLARKE übernommen und hält diese für eine gut wirksame Prämedikation. Natürlich ist dies nur eine Möglichkeit von einer Reihe Prämedikationspharmaka, die im Handel sind.
Solu-Decortin-H: Bei Patienten, deren Lungenfunktion eine obstruktive Atemwegserkrankung mit einer BLK über 10% zeigt, ist zur Zeit der Prämedikation die Gabe von 50 mg Solu-Decortin-H i. v. indiziert. Bei allen bekannten Asthmatikern, *auch im symptomfreien Intervall,* ist dieses Mittel indiziert. Diese Patienten bedürfen in regelmäßigen Intervallen während der Bronchoskopie einer Instillation von verdünnter *Sultanol* Inhalationslösung, bis zu einer Gesamtdosierung von 3,75 mg. Die Lösung kann vor jeder Untersuchung mit 15 Tropfen der Inhalationslösung auf 10 ml Kochsalz verdünnt werden.

Die Instrumentenvorbereitung

Eine Spülung des Intubationsteiles, zunächst in 70% Äthylalkohol und anschließend in Aqua dest., soll der Untersucher unmittelbar vor jeder erneuten Fiberbronchoskopie vornehmen. Er muß das Objektiv säubern und den Dioptrienausgleich einstellen und sich vergewissern, daß Lichtquelle, Sauger, Lehroptik usw. nicht defekt sind. Für den Patienten ist es unangenehm und für den Untersucher peinlich, wenn erst, nachdem der Patient auf dem Untersuchungstisch liegt, ein technischer Defekt festgestellt wird.
Die sachgerechte psychologische Führung verlangt von dem Untersucher und seinem Personal, daß sie den Patienten in einem *ordentlichen, ruhigen* und *freundlichen* Raum aufnehmen. Während der Untersuchung darf keiner der anwesenden Kollegen und Schwestern vergessen, daß der Patient alle Ereignisse miterlebt.
Wiederholte Befragung des Patienten über seinen derzeitigen Zustand beruhigt ihn und wirkt gleichzeitig als Kontrolle für mögliche Komplikationen.

Patientenlagerung und Schleimhautanästhesie

Der Patient muß in halbschräger Lage auf dem Untersuchungstisch liegen (Abb. 23), und die Kopfhöhe muß etwa in epigastrischer Höhe des Untersuchers liegen, so daß er in einer bequemen, stehenden Position die Untersuchung durchführen kann.

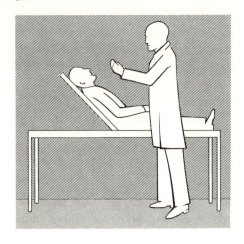

Abb. 23 Der Untersucher steht dem halbliegenden Patienten gegenüber.

Die *Schleimhautanästhesie* ist für viele Patienten der unangenehmste Teil der transnasalen fiberoptischen Bronchoskopie. Mit einem Zerstäuber (Fa. G. Feix, Anschrift s. Anhang) werden die Schleimhäute der Nase und des Rachens mit der 4%igen Lidocain-Lösung betäubt.
Der erste Kontakt dieses Mittels mit dem Rachen und den Stimmbändern bewirkt einen Husten- oder Würgereiz. Diese Reaktion kann man durch Einhaltung folgender Betäubungsstufen in der angegebenen Reihenfolge möglichst gering halten:

1. Betäubung der Nasenschleimhaut (meist genügt eine Seite), während der Patient durch die Nase inhaliert.
2. Besprühung des Rachens, während der Patient ein lautes „a" sagt. Dieses Manöver gibt dem Untersucher die Gewißheit, daß das Lidocain an den Stimmbändern ankommt; ein Hustenreiz kann jetzt auch entstehen.
3. Nach einer kurzen Pause (30 bis 40 Sekunden) wird das Spray an den Rachen angebracht, während der Patient durch geöffneten Mund ein- und ausatmet. Versucht der Patient durch die Nase zu atmen, dann soll er selbst die Nase zuhalten.
4. Als letztes kann man alle drei Stufen kurz wiederholen, um eine optimale Anästhesie zu bekommen.

Schließlich überzieht der Untersucher den Intubationsteil des Fiberbronchoskops mit 2%igem Scandicain Gel, und führt das Instrument transnasal ein.
Orientierungsschwierigkeiten treten dann auf, wenn die Bronchoskopspitze nicht weit genug flexiert und infolge dessen kranialwärts gerichtet ist. Die wichtigste Faustregel ist also zu versuchen, auf dem Nasenboden zu bleiben. Bei Sichtbarwerden der Stimmbänder erfolgt durch den Instrumentierkanal eine Anästhesie mit 2 bis 4 ml 4%iger Lidocain-Lösung. Lidocain wird immer in

2 ml Portionen in einer 5-ml-Spritze aufgezogen und die Spritze bis zum Anschlag mit Luft aufgefüllt. Die Luft dient dann zur Entleerung des Instrumentierkanals nach Instillation des lokalen Anästhetikums. Verlangt der Bronchoskopist, daß der Patient ein lautes „i" sagt und bringt er in diesem Augenblick das Lidocain an die sichtbaren Stimmbänder, so kann er sicher sein, daß die Stimmbänder getroffen sind. Das Besprühen der Stimmbänder mit dieser Lösung löst einen Hustenreiz aus, und der Untersucher muß etwa eine Minute bis zum Wirkungseintritt warten.

Eine sorgfältige *Rachen- und Stimmbandanästhesie* ist die wichtigste Voraussetzung für eine erfolgreiche Untersuchung.

Zur Beurteilung einer Stimmbandparese s. S. 21.

Bei sehr ängstlichen Patienten kommt es gelegentlich vor, daß trotz einer ausreichenden Stimmbandanästhesie ein müheloses Passieren der Stimmbänder durch Schutzreflexe verhindert wird. Hier soll der Untersucher das Fiberskop entfernen und, unter Berücksichtigung des Synergismus zwischen Diazepam und der Prämedikation, 3 bis 5 mg Diazepam (Valium) langsam i. v. applizieren. Die Untersuchung kann jetzt ohne weitere Schwierigkeiten erfolgen. Beim Passieren der Stimmbänder ist stets darauf zu achten, daß die Bronchoskopspitze die Stimmbänder möglichst nicht berührt.

Ist die routinemäßige Sauerstoffinsufflation notwendig?

Im amerikanischen Schrifttum sind einige Autoren (DUBRAWSKY u. Mitarb. 1975, KARETZKY u. Mitarb. 1974, KLEINHOLZ u. Mitarb. 1973) dieser Fragestellung nachgegangen, ohne zu einem übereinstimmenden Urteil zu gelangen. Nach Ansicht des Autors ist die routinemäßige O_2-Insufflation nicht erforderlich, sofern sorgfältige Technik, ausreichende Schleimhautanästhesie, eine individuell dosierte Prämedikation und eine möglichst kurze Untersuchungsdauer gewährleistet sind (NAKHOSTEEN u. MÜHLHOFF 1978 b).

Ausnahmen stellen drei Gruppen dar: stark hypoxämische, respiratorisch-insuffiziente und beatmete Patienten, bei denen die Sauerstoffkonzentration während einer therapeutischen Fiberbronchoskopie auf 40 bis 50% erhöht werden soll.

Inspektion des Tracheobronchialbaums

Nach vorsichtigem Passieren der Stimmbänder gelangt die Bronchoskopspitze in die Trachea, und hier genügt die 2%ige Lidocain-Lösung für alle weiteren Anästhesien. Erst jetzt soll die Schwester den Sekretsammler einschalten.

Obwohl Lidocain eine relativ atoxische Substanz ist, soll eine Gesamtmenge von 16 ml 2%iger Lösung nicht überschritten werden; ein Teil des Lidocains wird auch immer wieder abgesaugt. Besonders für die Teile des Bronnchialbaumes, die nach *ventral* und *kranial* abgehen, ist eine gezielte Betäubung indiziert, da diese Teile durch Herunterlaufen von früher appliziertem Lidocain nicht erreicht werden. Dies sind hauptsächlich die apikalen und ventralen Oberlappensegmente und die Mittellappen- und Lingulabronchien. Während der gesamten Inspektion kann der Bronchoskopist die Optik durch verschiedene Manöver sauber halten: Spülen mit Kochsalz, Absaugen, vorsichtiges Abwischen der Spitze an der Schleimhaut und durch Husten des Patienten.

Bei überempfindlichen Patienten kann es nach Probeentnahmen zu Hustenanfällen kommen. In dieser Situation muß der Bronchoskopist das Gerät zu einem Hauptbronchus zurückziehen und den Patienten auffordern, langsam tief durchzuatmen, bis der Hustenreiz vorüber ist.

Befindet sich die Bronchoskopspitze in einer solchen Situation im linken Hauptbronchus, so kann während des Anfalls die Spitze in den *rechten* Hauptbronchus hineinrutschen.

Die Beweglichkeit der Endoskopspitze sowie auch der kleine Durchmesser des Fiberbronchoskops gestatten eine unmittelbare Einsicht in segmentale und subsegmentale Bronchien, die bisher unter Verwendung des starren Bronchoskops nicht erreichbar waren. Besondere Schwierigkeiten kann der Lingulabronchus bereiten, weil die Spitze des Bronchoskops zunächst durch kraniale Flexion in den linken Oberlappen kommt und nur durch eine kaudale Flexion in die Lingula gelangt.

Erfahrungsgemäß erscheint es sinnvoll, erst die rechte und dann die linke Seite des Bronchialbaumes systematisch zu inspizieren.

Endoskopische Zeichen für Tumore hat IKEDA folgendermaßen eingeteilt (Tab. 7):

Tabelle 7 Tumorzeichen (aus *Ikeda,* S.: Atlas of Flexible Bronchofiberoscopy. Thieme, Stuttgart 1974)

A. Direkte Karzinomzeichen
   1. Tumor
      a) Tumormasse
      b) Nekrose
   2. Infiltration*
      a) Gefäßdilatation
      b) Pathologische Schleimhautänderung
      c) Verwaschene Knorpelstruktur
   3. Obstruktion

B. Indirekte Karzinomzeichen
   1. Stenose
   2. Kompression
   3. Schwellung
   4. Rötung

---

* Um Infiltrationen als Tumorzeichen anzusehen, müssen alle drei Veränderungen unter dieser Rubrik erfüllt werden.

Name des Institutes

Direktor:

FIBEROPTISCHE BRONCHOSKOPIE

Name:		Alter: ....
Archiv-Nr.:		Datum: ....
Stationär:	Station:	Untersucher: ....
Ambulant:	Hausarzt:	
PEF	Scopolamin:	Pantopon: ....
FEV_1	Andere:	
FVC	Med. während d. Unters:	

Anamnese:

Thoraxaufnahme:

Bericht: Stimmbänder:
            Trachea:
            Carina:
            Bronchialbaum:

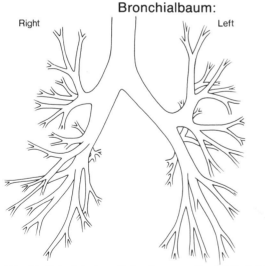

Verdachtsdiagnose:

Biopsie:
Sekretfänger:
Bürstenbiopsie:
Filmaufnahmen:
Dia-Aufnahmen:

Abb. 24 Beispiel eines Befundbogens. Nach Möglichkeit sollte der Untersucher den Bogen sofort nach der Bronchoskopie ausfüllen. Lage und Ausmaß einer pathologischen Veränderung kann durch Eintragung in die Skizze links unten veranschaulicht werden.

1. direkte Tumorzeichen wie Tumormaße und Nekrose; Infiltration (Gefäßdilatation, pathologische Schleimhautveränderung, verwaschene Knorpelstruktur); Obstruktion;
2. indirekte Tumorzeichen wie Stenose; Verengung oder Kompression, Schwellung und Rötung.
   Ist eine Infiltration karzinombedingt, so müssen nach IKEDA alle drei Veränderungen vorhanden sein, nämlich Gefäßdilatation, pathologische Schleimhautveränderung und verwaschene Knorpelstruktur. Der Nachweis nur eines oder zwei dieser Zeichen kann lediglich Hinweis auf ein entzündliches Geschehen sein.

Über die pathologischen Veränderungen, die auftreten können, stehen die hervorragenden Atlanten von STRADLING (1973) und IKEDA (1974) zur Verfügung. Ein älterer, aber ebenfalls ausgezeichneter Atlas wurde von HUZLY (1960) herausgegeben.

Den Inhalt des Sekretfängers kann man für zytologische oder kulturelle Zwecke verwenden. Die meisten Zentren führen routinemäßige Untersuchungen auf säurefeste Stäbchen, Bakterien und Pilze durch. Den Bronchoskopiebefund soll man möglichst sofort im Anschluß an die Fiberbronchoskopie auf einem entsprechenden Bogen (Abb. 24) festhalten.

KAPITEL 5

Transorale fiberoptische Bronchoskopie

Erfahrungsgemäß reicht der Durchgang der Nasenpassage bei 1 bis 2% aller Patienten für die Einführung des Fiberbronchoskops nicht aus (Asiaten, deren Nasenpassagen enger sind als bei Amerikanern und Europäern, gehören ebenfalls dieser Gruppe an; IKEDA 1974, S. 42). In diesen Fällen und auch bei jüngeren Patienten, die eine zu enge Nasenpassage haben, muß die transorale fiberoptische Bronchoskopie angewandt werden.
Der Nachteil dieser Methode ist, daß der natürliche Bogen vom nasopharyngealen Raum nicht zur Verfügung steht. Das Fiberskop muß durch einen Beißring zum Rachen und anschließend durch eine relativ starke kaudale Abknickung durch die Stimmbänder gebracht werden.
Dieses Manöver bereitet den meisten Patienten einen viel stärkeren Husten- und Würgereiz als durch die nasale Passage (RATH u. Mitarb. 1973). Aus diesem Grunde muß der Rachen sowohl mit dem 4%igen Lidocain Spray als auch durch den Instrumentierkanal des Bronchoskops optimal betäubt werden. Sollte trotz dieser besseren Betäubung starkes Husten bestehen, so wäre eine zusätzliche Gabe von 3 bis 5 mg Valium angebracht. Wenn einmal die Stimmbänder passiert sind, ist der Untersuchungsgang nicht anders als bei der transnasalen Einführung.

Kapitel 6

Bioptische Möglichkeiten mit dem Fiberbronchoskop

Zangen

Wie aus der Abb. 25 hervorgeht, sind Zangen und Bürsten in verschiedenen Größen und Gestalten erhältlich. Sie werden zum Teil von den Bronchoskopie-Firmen selbst hergestellt, zum anderen aber auch von spezialisierten Fachgeschäften geliefert (Medicon, Anschrift s. Anhang). Als Grundausrüstung werden von jeder Firma für jedes Modell eine Zange und zwei zytologische Bürsten geliefert. Diese Zangen können durch alle in diesem Buch beschriebenen Fiber-

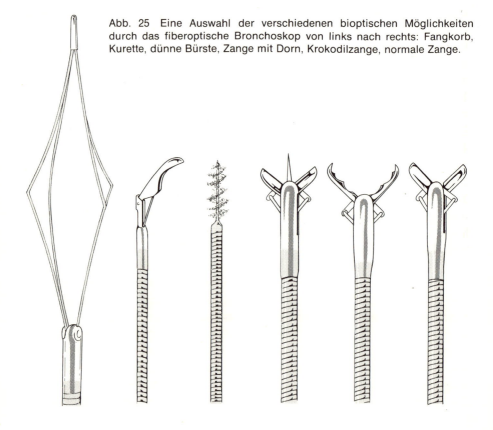

Abb. 25 Eine Auswahl der verschiedenen bioptischen Möglichkeiten durch das fiberoptische Bronchoskop von links nach rechts: Fangkorb, Kurette, dünne Bürste, Zange mit Dorn, Krokodilzange, normale Zange.

bronchoskope durchgeführt werden. Mindestens zwei dieser Zangen sollten vorhanden sein, da sie sehr empfindlich sind und nicht selten repariert werden müssen. Diese Zangen liefern zwar sehr kleine, aber für histologische Diagnosen vollkommen ausreichende Probeentnahmen, vorausgesetzt, daß dem Pathologen multiple Biopsien angeboten werden. Bei Tumoren, die nekrotisch verändert sind, ist es zweckmäßig, vom Tumorrandgebiet die Probeexzisionen zu entnehmen. Zangenbiopsien werden in Formalin deponiert.

Ist die Fragestellung anders als Tumor oder Nicht-Tumor, beispielsweise, wie weit ist eine chronisch-obstruktive Atemwegserkrankung fortgeschritten, dann sind größere Gewebsstücke notwendig. Die kleinere Zange faßt nicht die unteren Schleimhautschichten von Basalmembran und Muscularis mucosae, und gerade diese sind für solche Fragestellungen ausschlaggebend. Ein weiteres Problem ist, daß diese einfachen Zangen immer wieder beim Verschließen von der Schleimhaut abrutschen und nur sehr oberflächliches Gewebe fassen. Dieses Problem ist einmal durch eine größere Zange mit einem Dorn und auch durch eine Krokodilzange gelöst. Die letztgenannte ist durch eine hohe Empfindlichkeit des Seilzuges benachteiligt. Die Zange mit dem Dorn dagegen, die Machida und Medicon und neuerdings auch Olympus liefern, bietet eine sehr gute Lösung für dieses Problem und die meisten Schleimhautbiopsien, die hierdurch gewonnen werden, reichen für die histologische Diagnose völlig aus.

Bürsten sind ebenfalls in verschiedenen Breiten und für verschiedene Zwecke erhältlich. Bürstenabstriche können sowohl für zytologische wie auch bakteriologische Zwecke unternommen werden. Bürstenbiopsien müssen in Kochsalz abgeschüttelt und sofort zur Fixierung gegeben werden, da die Zellen sehr schnell zugrunde gehen (ZAVALA u. Mitarb. 1972, 1973, 1974).

Ein bekannter Nachteil der Bakteriologie des Sekretfängers ist, daß Keime der oberen Luftwege eine Verunreinigung bewirken (WANNER u. Mitarb. 1973 b). Durch Anwendung der folgenden Methode zur *selektiven Schleimgewinnung* kann man dieses Problem überwinden.

Der Instrumentierkanal wird mit 2 ml Kochsalz ausgespült. Eine mit Plastikhülse geschützte, sterile Bürste (Medi-Tech, Modell BT-1,0–58–140) wird durch den Instrumentierkanal vorgeschoben und die Bronchoskopspitze zum verdächtigen Bereich gebracht.

Bei Sichtbarwerden des Schutzmantels schiebt man die Bürste zum verdächtigen Bereich vor und zieht sie mit dem genommenen Sekret wieder in die Hülse hinein und holt das Ganze wieder heraus. Jetzt schiebt man die Bürste in sterile Agar-Bouillon hinein und schneidet sie mit einer sterilen Schere ab.

Nach Erfahrung des Autors bringt diese Methode fast immer Wachstum eines resistenten Pyozyaneus-, Klebsiella- oder Pseudomonas-Stammes, obwohl in dem Sekretfänger häufig Verunreinigungen durch Pneumokokkenstämme zu finden sind (BARRETT-CONNER 1970, BARTLETT u. Mitarb. 1976).

Der Nachteil liegt darin, daß diese Einwegbürsten sehr teuer sind (eine kostet ca. DM 35.–). Die Möglichkeit des Wiedergebrauchs nach Sterilisierung muß noch erforscht werden.

Diese gleiche, geschützte Bürste kann für die Gewinnung von zytologischem Zellmaterial Anwendung finden. Durch wiederholtes Vorschieben und Zurückziehen der Bürste aus der Hülse kann man eine Art Schaufelwirkung erzielen, so daß relativ viel Zellmaterial gesammelt wird. Das Material wird in Kochsalz deponiert und schnellstens zur Fixierung gegeben, da die Zellen sehr rasch zugrunde gehen (ATAY u. BRANDT 1977). Eine Absprache mit einem zytologisch interessierten Pathologen kann eine wesentlich höhere diagnostische Ausbeute bei der Zytodiagnose von Lungentumoren bringen.

Die transbronchiale Biopsie

Diese Untersuchungsmethode ist eine Weiterentwicklung der fiberoptischen Bronchoskopie und bietet eine wesentliche Bereicherung in der Diagnose von peripheren Rundherden, diffusen Lungenparenchymerkrankungen und atypischen Pneumonien (Tab. 8) (LEVIN u. Mitarb. 1974, SCHOENBAUM u. Mitarb. 1974, ELLIS 1975). Die alternativen Methoden zur Diagnosestellung in solchen pathologischen Veränderungen sind entweder die transthorakale Punktion, ein Eingriff, der eine relativ hohe Komplikationsrate in Form eines Pneumothorax aufweist, oder gar die Thorakotomie (GAENSLER u. Mitarb. 1964, KLASSEN u. ANDREWS 1967). Die chirurgische Lungenbiopsie nach MAASSEN ist zwar sehr schonend, verlangt aber trotzdem eine Vollnarkose und den Aufwand eines operativen Vorganges.

Besteht kein anamnestischer Anhaltspunkt für eine Blutungsneigung, so genügt vor der Untersuchung die Bestimmung des Quick-Wertes und der Thrombozytenzahl. Stellt man pathologische Werte fest, so sind diese durch entsprechende therapeutische Maßnahmen vor der transbronchialen Biopsie zu korrigieren. Das Fiberbronchoskop wird transnasal eingeführt und eine übliche endobron-

Tabelle 8 Indikationen und Kontraindikationen zur fiberbronchoskopischen transbronchialen Biopsie

---

A. Indikationen
   1. Periphere Lungenverschattungen
   2. Unklare Lungenparenchymaffektionen
   3. Atypische Pneumonien und Superinfektionen bei geschwächten Patienten
B. Kontraindikationen
   1. Mangelnde Patientenmitwirkung
   2. Therapierefraktäre hämorrhagische Diathese
   3. Ausgeprägte Respiratorische Insuffizienz (z. B. pO_2 unter 55 mm Hg auch nach O_2-Gabe)
   4. Ausgeprägte Herzrhythmusstörungen

chiale Inspektion vorgenommen. Ist keine pathologische Veränderung endoskopisch sichtbar, so wird unter Röntgendurchleuchtung (SAGEL u. FORREST 1974) eine kleinere Biopsiezange in geschlossener Stellung bis zum peripheren Rundherd vorgeschoben. Die richtige Lokalisation wird nach HANSON u. Mitarb. (1976) durch folgende Manöver erreicht:

1. Kippen des Patienten unter gleichzeitiger Beobachtung, daß die Zange und die Verschattung sich koordiniert bewegen;
2. Aufforderung des Patienten zu atmen, um feststellen zu können, ob die Infiltration und die Zange sich gemeinsam bewegen;
3. Beobachtung, daß während Bewegung der geschlossenen Zange die Verschattung sich auch bewegt.

Für Lungenbiopsien führt man die Zange in die Peripherie, bis ein Widerstand gespürt wird. Klagt der Patient *nicht* über Schmerzen, so wird die Zange geöffnet und weiter vorgeführt, während der Patient tief Atem holt. Beim Ausatmen wird die Zange offengehalten und am Ende des Exspiriums geschlossen und die Biopsie entnommen. Ist die Zange zu weit peripher und faßt die Pleura visceralis an, so gibt der Patient Schmerzen an. In dieser Situation *muß* man die Zange öffnen und eine erneute Biopsie vornehmen, weil sonst ein Pneumothorax entstehen könnte. Die hierfür angebrachte Zangengröße ist die mit einer Länge der beweglichen Teile von 2,2 mm, d.h. die kleine Zange (z.B. Olympus Modell FB 1 C).

Quetschartefakte, die die histologische Diagnose erschweren, sollen durch eine gefensterte Zange (Medicon) vermeidbar sein.

Bei Anwendung dieser Methode in 164 Fällen berichteten HANSON u. Mitarb. (1976) von einer diagnostischen Treffsicherheit zwischen 60 und 70% bei entzündlichen, interstitiellen und malignen Lungenerkrankungen. Diese Statistik ist auch von anderen Autoren bestätigt (JOYNER u. SCHEINHORN 1975, ELLIS 1975, FELDMAN 1975) und im Fall einer Sarkoidose liegt die Treffsicherheit bei bis zu 90% (KOERNER u. Mitarb. 1975, KHAN u. Mitarb. 1976).

Durch die Anwendung potenter Zytostatika hat die Häufigkeit seltener Lungenparenchymentzündungen zugenommen. Unter diesen sind Pneumocystis carinii und Pilzinfektionen zu finden. Die Pneumozystis-Diagnose ist nach wie vor histologisch zu stellen, und die transbronchiale Biopsie kann das Gewebe hierfür liefern.

In einer kürzlich veröffentlichten Übersicht von 2628 transbronchialen Biopsien von HERF u. Mitarb. (1977) kamen Pneumothorax, Blutungen über 50 ml und Todesfälle in jeweils 5,5%, 1,3% und 0,2% vor (Tab. 9). Von den 13 tödlichen Komplikationen entstanden 9 durch Blutungen, 8 hiervon hatten pathologische Blutgerinnungswerte. Ein Patient verstarb an einem Spannungspneumothorax. Er hatte einen kleinen Pneumothorax entwickelt, der zwei Stunden nach der Bronchoskopie keine Progression gezeigt hatte. 6 bis 8 Stunden nach dem Vorgang entwickelte er eine foudroyante respiratorische Insuffizienz mit einem Spannungspneumothorax. Der Tod trat ein, ehe eine Drainage angelegt werden konnte. In 3 Fällen dieser Übersichtsarbeit war die Todesursache nicht zu eruieren.

Bei ihrer Untersuchungsserie von 167 transbronchialen Biopsien beobachteten HANSON u. Mitarb. (1976) 2% schwere (über 100 ml) und 7% mäßige (zwischen 25 und 100 ml) Blutungen. 4% der Patienten entwickelten Pneumothorax. Schließlich sahen CUNNINGHAM u. Mitarb. (1977) bei 79 transbronchialen Probeentnahmen an Patienten mit Immundefekten in 20% Blutungen und in 19% einen Pneumothorax (Tab. 9).

Aus den oben erwähnten Arbeiten kann man schließen, daß gewisse Risikogruppen für die transbronchiale Biopsie existieren: fortgeschrittene Emphysematiker, stark respiratorisch Insuffiziente, Patienten mit Immundefekten, azotämische Fälle und letztlich Patienten mit einer hämorrhagischen Diathese.

Blutungen können in fast allen Fällen durch wiederholte Eiskochsalzspülungen zum Stillstand gebracht werden (SAHEBJAMI 1976). Eine massive Blutung kann in ihrer Ausbreitung durch Einkeilung der Bronchoskopspitze in das entsprechende Segment limitiert werden (ZAVALA 1976); diese Maßnahme ist äußerst selten notwendig.

In den meisten Fällen bildet sich ein Pneumothorax spontan zurück; bei etwa 20% muß jedoch eine Drainage angelegt werden.

Sollte beim ambulanten Patienten eine transbronchiale Biopsie durchgeführt werden, so ist eine längere Beobachtungszeit (etwa 2 Std.) ratsam. Eine abschließende Thoraxaufnahme zum sicheren Ausschluß eines Pneumothorax ist ebenfalls angebracht.

Tabelle 9 Komplikationen bei der transbronchialen Biopsie

Autor	Zahl der Untersuchungen	Blutungen (%) 100 ml	50 ml	25–100 ml	Pneumothorax (%)	Tödlich (%)
Koerner u. Mitarb. (1975)	22	–	–	–	18	–
Feldman (1975)	30	–	–	–	23	–
Hanson u. Mitarb. (1976)	164	2		7	4	–
Herf u. Mitarb. [1] (1977)	2628		1,3		5,5	0,2
Cunningham u. Mitarb. (1977)	79[2]		29[3]		19	–

[1] Übersichtsarbeit
[2] Immundefektpatienten (z. B. Nierentransplantierte, Morbus Hodgkin)
[3] Menge des Blutverlustes nicht angegeben

Zusammenfassend ist die transbronchiale Biopsie bei peripheren Lungenherden und diffusen Lungenparenchymveränderungen indiziert; seltenere Pneumonien bei abgeschwächten Patienten stellen eine weitere Indikation dar. Kontraindikationen sind mangelnde Mitwirkung, therapiefraktäre hämorrhagische Diathese, ausgeprägte Arrhythmie, arterielles pO_2 unter 65 mm Hg trotz O_2-Gabe und arterielles pCO_2 in Ruhe über 50 mm Hg (CUNNINGHAM u. Mitarb. 1977) (Tab. 8). Als Komplikationen sind Pneumothorax und Blutungen zu nennen, die bei gefährdeten Patienten besonders häufig auftreten können. Da die Untersuchung unter Durchleuchtung erfolgen muß, ist sie aufwendiger und sowohl für den Patienten als auch den Untersucher belastender als eine normale diagnostische Fiberbronchoskopie. Aus diesen Gründen muß man die Indikation auf jeden Fall strenger stellen.

KAPITEL 7

Die therapeutische Fiberbronchoskopie

Durch die Kombination verschiedener Eigenschaften bietet das Fiberbronchoskop Möglichkeiten der Therapie unterschiedlicher Lungen- und Atemwegserkrankungen. Das Gerät kann mit einem mit optischen System ausgestatteten Absaugekatheter verglichen werden (CLARKE u. KNIGHT 1977). Es kann bei der Intubation von Patienten mit einer extremen Nackenkyphose das übliche Laryngoskop ersetzen (TAHIR u. Mitarb. 1973). Die Flexibilität der Endoskopspitze wie auch der kleine Durchmesser des Fiberbronchoskops gestattet eine unmittelbare Einsicht in und Schleim- oder Blutaspiration aus segmentalen und subsegmentalen Bronchien, die für den Absaugekatheter unerreichbar sind. Der Instrumentierkanal ermöglicht Instillation pharmakoaktiver Substanzen in einer hohen Konzentration am Wirkungsort, die, systemisch verabreicht, sonst toxisch wirken würden. Schließlich erlauben die geringe Patientenbelastung und Komplikationsrate der transnasalen Fiberbronchoskopie eine Durchführung auch bei geschwächten und respiratorisch gefährdeten Patienten.

Intensivmedizin

Trotz enormer Fortschritte der Intensivpflege war man bis zur Einführung der Fiberbronchoskopie in diesem Bereich immer wieder mit dem Grundproblem konfrontiert, daß die routinemäßige Entfernung von Schleim und Blut aus dem Bronchialtrakt neben physiotherapeutischen Maßnahmen nur durch blindes Absaugen erfolgen konnte. Die blinde Anwendung eines Absaugekatheters ist mit dem großen Nachteil belastet, daß die Spitze ohne Sichtkontrolle und nur mit einer sehr beschränkten Manövrierbarkeit eingeführt werden kann. Infolgedessen können entlang der gesamten Nasotracheobronchialpassage Traumata entstehen, die durch Blutung und Koagelbildung letztlich eine Verschlechterung der Gesamtsituation herbeiführen. In den schwer zugänglichen Teilen des Bronchialbaumes bilden sich Schleim- und Blutpfropfen, die durch Dys- und Atektasebildung den respiratorischen Zustand verschlechtern. Diese Veränderungen entstehen nicht nur auf der Intensivstation einer internistischen Abteilung, sondern ebenfalls in der chirurgischen Intensivpflege. Im letzteren Fall kommen postoperative Schmerzen dazu, die auch beim spontan atmenden Patienten zu einer starken Beeinträchtigung des Abhustens mit konsequenter Sputumretention und Schleimpfropfenbildung führen. Schließlich kann beim beatmeten Patienten die Verlegung der Spitze eines Endotrachealtubus in den rechten Hauptbronchus meist eine vollkommen insuffiziente Beatmung der linken Lungenseite herbeiführen.

Beim liegenden Patienten sind die bevorzugten Stellen für Schleim- oder Blutpfropfenretention der Schwerkraft nach alle nach dorsal und kaudal gerichteten Segmente, vor allem die rechten und linken apikalen Unterlappensegmente und die posteriobasalen Unterlappensegmente (Abb. 21 u. 22). Etwas seltener kann es im rechten dorsalen Oberlappensegment zu dieser Veränderung kommen. Unter diesen Umständen erlaubt die therapeutische Fiberbronchoskopie ein Absaugen unter direkter Sicht und mit einer minimalen Patientenbelastung (RENZ u. Mitarb. 1972, WANNER u. Mitarb. 1972a u. 1973a). Beim spontan atmenden Patienten kann eine sehr schonende Bronchiallavage durch Anwendung der transnasalen fiberoptischen Bronchoskopie durchgeführt werden (Kapitel 4). Das Bronchoskop kann man beim beatmeten Patienten dagegen durch den Endotrachealtubus über eine einfache T-Stück-Adaption unter Fortsetzung der maschinellen Beatmung einführen (Abb. 26). Um eine weitere Beatmung nach Einführung des Fiberbronchoskops zu erlauben, muß der Endotrachealtubus einen Durchmesser von mindestens *8,0 mm* haben (Abb. 27), da ein kleinerer Durchmesser eine kritische Zunahme des Atemwegswiderstandes bewirkt (GROSSMANN u. JACOBI 1974, RAUSCHER 1973). Dies bedeutet, daß ein Nasotrachealtubus in der Regel nicht groß genug sein wird und eine Umintubation stattfinden muß. Es ist in jedem Fall notwendig, die Sauerstoffkonzentration während dieser therapeutischen Maßnahme auf 40 bis 50% zu erhöhen.

Auf Orientierungsschwierigkeiten im Bronchialbaum, die unter Umständen entstehen können, ist in Kapitel 3 hingewiesen worden. Je nach Stellung des Untersuchers ändert sich ja auch das anatomische Aussehen sowohl von ventral nach dorsal als auch von links nach rechts (MILLEDGE 1976).

Die in Kapitel drei betonten anatomischen Merkmale, beginnend mit der Stellung der Stimmbänder und dem Verhältnis der Knorpelspangen im Tracheobronchialbaum zur Hinterwand, sind außerordentlich wichtig. Weiterhin kann

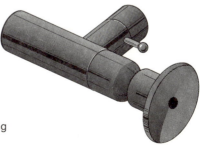

Abb. 26 Adaptationsstück für simultane Beatmung und Fiberbronchoskopierung.

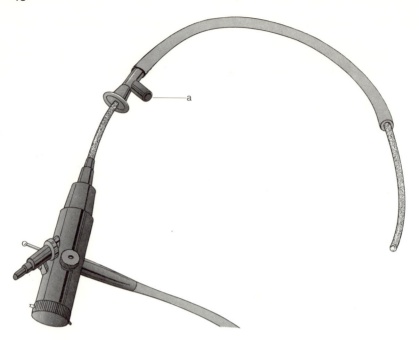

Abb. 27 Fiberbronchoskop mittels Adaptationsstück im Intubationstubus angebracht; die Beatmung erfolgt durch den seitlichen Zugang (a).

die Optik durch Anwesenheit von Schleim oder Blut verschlechtert werden und somit die Orientierung erschweren.

Die meisten Schleimansammlungen lassen sich ohne große Schwierigkeiten absaugen (TAHIR 1972). Bei besonders hartnäckigen Schleimpfropfen kann der Untersucher durch wiederholte Gabe von 5 bis 10 ml Kochsalz eine Verdünnung erzielen und so die Obstruktion beheben (WANNER u. Mitarb. 1973a).

Obwohl die Bronchoskope mit einem engeren Instrumentierkanal in der Mehrzahl der Fälle ausreichen, bietet das Machida-Modell FBS 6 TL mit einem Kanaldurchmesser von 2,6 mm doch in gewissen Situationen Vorteile. Das Anbringen eines Mukolytikums (z. B. Bromhexin: Bisolvon, Mesna: Mistabronco) hält der Autor nur selten für notwendig.

Beim beatmeten Patienten ist es erstaunlich, wie oft das Ende des Trachealtubus der Bifurkation direkt anliegt oder sich sogar im rechten Hauptbronchus befindet; der Bronchoskopist kann die Korrektur leicht durchführen. Häufig werden auch kleinere und gelegentlich größere Schleimhauttraumata distal vom Ende des Tubus erkannt, die durch blindes Absaugen entstanden sind (NAKHOSTEEN 1978a).

Die bioptischen Möglichkeiten der diagnostischen Fiberbronchoskopie können selbstverständlich hier Anwendung finden. Insbesondere ist die selektive Sekretgewinnung durch eine geschützte Bürste zum Keimnachweis (S. 39) sehr nützlich. Der Anschluß eines Sekretfängers zwischen dem Bronchoskop und dem Sauger liefert auch Sekret, dieses ist aber häufig durch Bakterien der oberen Luftwege verunreinigt.

Schließlich können Medikamenteninstillationen vorgenommen werden. Dies gilt insbesondere für potente und in größeren Mengen toxische Mittel, die sehr konzentriert direkt auf die Bronchialschleimhäute gebracht werden können (z. B. Aminoglykoside, Beta-Rezeptoren-Stimulatoren u. a.).

Eine weitere und spezielle Anwendung der transnasalen fiberoptischen Bronchoskopie ist beim therapiefraktären Status asthmaticus (NAKHOSTEEN 1978b) möglich. Bei Patienten, die auf Gabe von Corticosteroiden, Aminophyllinen und Beta-Rezeptoren-Stimulatoren durch Inhalation oder parenteral nicht ansprechen, ist die Therapieresistenz häufig auf Pfropfenbildung zurückzuführen. Eine der häufigsten Todesursachen beim Status asthmaticus ist die disseminierte Pfropfenbildung (HETZEL u. Mitarb. 1977). Diese spezielle Gruppe bietet eine Indikation für die therapeutische Fiberbronchoskopie und kann durch Anwendung dieser Methode vor einer Intubation und Beatmung bewahrt werden.

Nach vorheriger Gabe von 75 mg Prednisolon i. v. werden die Schleimhäute betäubt und die transnasale Intubation in üblicher Weise durchgeführt. Zur Frage der Prämedikation muß der Untersucher von Fall zu Fall entscheiden (s. Kapitel 4, Prämedikation). Bei intrabronchialer Lage des Fiberbronchoskops und nach örtlicher Lidocain-Betäubung instilliert der Untersucher zunächst 2 bis 4 ml der verdünnten Salbutamol Inhalationslösung (Sultanol Inhalationslösung 15 Tropfen auf 10 ml Kochsalz verdünnt) und führt bei zügiger Vorbetäubung eine Bronchiallavage durch. Abwechselnd wird die restliche verdünnte Salbutamol Lösung instilliert. In einer kontrollierten Studie konnte der Autor eine signifikante Besserung der Atemfunktionsparameter durch Anwendung dieser Methode bei einer Gruppe von 15 Asthmatikern, verglichen mit 17 Kontrollpatienten, zeigen (NAKHOSTEEN 1978b).

Vorsicht bei der Indikationsstellung ist trotzdem geboten. Die Möglichkeit einer Verschlechterung der Bronchokonstriktion kann durch die vorbeugenden Maßnahmen nicht mit Sicherheit ausgeschlossen werden. Bei Asthmatikern, bei denen eine Fiberbronchoskopie ohne Anwendung dieser Methode stattfand, sind zum Teil schwere Komplikationen berichtet worden (ALBERTINI u. Mitarb. 1974, KING 1973, SAHN u. SCOGGIN 1976).

Auf jeden Fall ist bei diesen Patienten Zurückhaltung geboten, bis der Untersucher größere Erfahrung mit der Methode der Fiberbronchoskopie gesammelt hat.

Weitere therapeutische Indikationen

Die *exazerbierten, chronischen Bronchitiker,* die sehr viel Schleim bilden und zu schwach sind, diesen abzuhusten, stellen eine weitere Gruppe dar, der durch eine Bronchiallavage und gegebenenfalls Medikamenteninstillation geholfen werden kann. Dieser Eingriff ist jedoch kein Ersatz für aggressive Physiotherapie, die nach wie vor ein Grundstein der Behandlung von respiratorisch erkrankten Patienten darstellt. Die Patienten vertragen die Untersuchung meist sehr gut, spüren zum größten Teil eine sofortige subjektive Erleichterung und können notfalls wiederholt fiberbronchoskopiert werden.
Bei *verzögert abklingenden Pneumonien* ist die Fiberbronchoskopie mit Sekretgewinnung, Lavage und gegebenenfalls Medikamenteninstillation sehr nützlich. Besonders bei Rauchern über 45 Jahren, die ein erhöhtes Bronchialkarzinomrisiko darstellen, bringt die frühzeitig durchgeführte Fiberbronchoskopie die Hoffnung, daß ein noch operables Karzinom entdeckt wird. Die katastrophale Prognose von Bronchialkarzinomen kann zum heutigen Zeitpunkt nur durch Entfernung eines noch nicht metastasierten Karzinoms gebessert werden. Die Forderung, bei jedem rauchenden Patienten über 45 Jahren, der eine Bronchopneumonie bekommt, eine Fiberbronchoskopie durchzuführen, hat wegen der geringen Belastung und Komplikationsrate und vor allem der ambulanten Durchführbarkeit sicherlich ihre Berechtigung.
Im Falle eines *Lungenabszesses* kann der Untersucher eine endoskopische Drainage anbringen und gegebenenfalls Material für bakteriologische Zwecke gewinnen.
Bei etwas *seltener auftretenden Lungenerkrankungen,* z. B. der alveolären Proteinose oder der allergischen Alveolitis, kommt es häufig durch Verstopfung der Alveolen zu einer schweren restriktiven Ventilationsstörung. In solchen Fällen kann man eine segmentale Lungenlavage durchführen, mit dem Ergebnis, daß eine wesentlich bessere Belüftung des Segmentes erreicht wird. Der Untersucher keilt die Bronchoskopspitze in einem Segment ein, füllt dieses mit etwa 50 ml sterilem Kochsalz auf und saugt die Lösung beim ausatmenden Patienten anschließend ab. Wiederholte Eingriffe können notwendig sein. Die abgesaugte Lavageflüssigkeit kann anschließend bakteriell bzw. histologisch untersucht werden. Die licht- und elektronenmikroskopische Untersuchung von Lavageflüssigkeit kann eine Diagnose der alveolären Proteinose ohne Biopsie bringen (CLARKE u. KNIGHT 1977).
Gelegentlich kommt es zu Hämoptoe, bedingt durch eine *blutende Bronchialvarize.* Diese Blutungen hören meist spontan auf; es kommt aber immer wieder zu Rezidiven. Die Möglichkeit ist gegeben, durch das Fiberbronchoskop einen flexiblen Kauter durchzuführen und diese Varizen zu veröden. Diese Applikation des Fiberbronchoskops ist noch in der Entwicklung, wird aber sicherlich in der nächsten Zeit Anwendung finden.

Die *Entfernung von Fremdkörpern* bleibt nach wie vor eine Domäne des starren Bronchoskops. Gegenstände können durch das starre Rohr durch entsprechende Zangen leichter manipuliert und entfernt werden.
Gelegentlich aber können Fremdkörper in Bereiche gelangen, die für das starre Instrument unerreichbar sind. ZAVALA u. RHODES demonstrierten 1974, daß verschiedene Fremdkörper in diesen Bereichen aus einem tierischen Modell entfernt werden konnten.
Zwei verschiedene Probeentnahmezangen und zwei experimentelle Greifinstrumente wurden gebraucht, um eine Schraube, eine Papierklemme, eine Sicherheitsnadel, eine Bohne, einen Zahn und verschiedene ähnliche Gegenstände zu entfernen. Eines der experimentellen Greifinstrumente, ein Korb, ist jetzt erhältlich. In ausgewählten Fällen ist in der Zukunft die Anwendung der fiberoptischen Fremdkörperentfernung zu erwarten.

Bronchographie

Trotz der enormen Verbesserung der Besichtigung von peripheren segmentalen und subsegmentalen Bronchien und der diagnostischen Treffsicherheit peripherer Rundherde durch die transbronchiale Biopsie mit dem Fiberbronchoskop bleiben mindestens noch zwei Indikationen für die Bronchographie: die Feststellung des Schweregrades von Bronchiektasen und die Ermittlung anatomischer Verhältnisse bei peripheren Tumoren. Fortgeschrittene Bronchiektasen lassen sich dadurch endoskopisch diagnostizieren, daß das Fiberbronchoskop relativ leicht in peripher liegende segmentale und subsegmentale Bronchien eingeführt werden kann.
Eine selektive Bronchographie im Anschluß an einer fiberoptischen Untersuchung kann zweierlei durchgeführt werden. Bei beiden Methoden ist die vorherige Schleimhautbetäubung für die Kontrastmitteldarstellung des Bronchialbaumes sehr vorteilhaft.

1. *Die „guide-wire" oder Führungsdrahtmethode.* Ein Führungsdraht wird durch den Instrumentierkanal zum gewünschten Bronchus oder Segmentbronchus gebracht und anschließend *beim liegenden Führungsdraht* das Bronchoskop entfernt. Ein Katheter wird dann über den Draht eingeführt und das Kontrastmittel gespritzt. Diese Methode eignet sich für alle Fiberbronchoskope, die in diesem Buch beschrieben worden sind.
2. *Die „Polykath"-Methode.* Ein Polyäthylenkatheter mit einem Außendurchmesser von 2,4 mm wird durch den Instrumentierkanal zum Untersuchungsbereich gebracht. Als Verbindungsstück zwischen dem Katheter und der Kontrastmittelspritze nimmt man eine Nr. 2 Braunule. Jetzt kann man unter endoskopischer Sicht bei simultaner Durchleuchtungskontrolle das Kontrastmittel in den Untersuchungsbereich spritzen. Polyäthylenkatheter ist sehr

billig und kann nach jeder Untersuchung verworfen werden; man soll eine größere Länge bestellen und vor jeder Untersuchung die benötigte Strecke abschneiden. Teuere Endoskopiekatheter bieten keine wesentlichen Vorteile im Vergleich zu dieser „Polykath"-Methode.

Allerdings haben nur die Fiberbronchoskope von Machida, Modell FBS 6TL und Olympus BF1T, einen ausreichend großen Instrumentierkanal für den 2,4-mm-Katheter, und kleinere Katheter sind für das relativ dickflüssige Kontrastmittel nicht geeignet.

Das Kontrastmittel darf nicht durch den Instrumentierkanal eingespritzt werden, da dieses eine Verstopfung des Kanals verursachen kann.

Thorakoskopie

Bei unklaren, rezidivierenden Pleuraergüssen bietet die Thorakoskopie eine sehr nützliche diagnostische Methode, die weitaus nicht so belastend wie eine Thorakotomie ist. Nach einer leichten Prämedikation (z. B. Diazepam 5 bis 10 mg i. v.) wird der Patient seitlich gelagert. Im 4. oder 5. Intrakostalraum an der hinteren Axillarlinie instilliert man 2%iges Lidocain und setzt anschließend einen 1 bis 2 cm langen Hautschnitt, der bis zur Pleura parietalis reichen soll, an. Um eine Abdichtung zu gewährleisten, wird eine Tabaksbeutelnaht angelegt und anschließend das mit einem Gleitmittel versehene (Scandicain Gel 2%ig) Fiberskop eingeführt.

Jetzt zieht man die Naht an, und das Gleitmittel erlaubt ein leichtes Ein- und Ausführen des Instrumentes. Hiernach kann man den Erguß absaugen und einen artifiziellen Pneumothorax anlegen. Parietale und viszerale Pleura inspiziert man systematisch und nimmt Biopsien, wo indiziert. Schwere Komplikationen sind nicht berichtet worden, und die Patientenverträglichkeit ist sehr gut (ZAVALA 1973, GWIN u. Mitarb. 1974, FLEISCHMANN u. Mitarb. 1976). Die Untersuchung soll in einem Operationssaal unter sterilen Bedingungen durchgeführt werden und das Bronchoskop gassterilisiert sein. Nach SENNO u. Mitarb. 1974 bietet das flexible Instrument gegenüber dem starren Bronchoskop für die Pleuroskopie entscheidende Vorteile.

Verwendung in der Forschung

Zahlreiche Untersuchungen der Flimmerepithelaktivität im Tracheobronchialbaum wurden durch Anwendung von Zellkulturen (BALLENGER u. Mitarb. 1966, SATIR 1974) und Tiermodellen (BORGHAUS u. DEYRUP 1953, RYLANDER 1966,

IRAVANI 1971 und IRAVANI u. MELVILLE 1974, GIORDANO u. HOLSCLAW 1976) durchgeführt.
Röntgenographische (BERKE u. ROSLINSKI 1971) und nuklearmedizinische Methoden (YEATES u. Mitarb. 1975, MÜLLER u. Mitarb. 1975, KONIETZKO u. Mitarb. 1975, MOSSBERG u. Mitarb. 1976) ermöglichten es, diese Experimente indirekt am Menschen durchzuführen. Die direkte Bestimmung der Flimmerepithelaktivität in vivo gelang jedoch erst 1973 (b) durch die Anwendung der Bronchokinematographie von SACKNER u. Mitarb.
Bei intratrachealer Lage des Fiberbronchoskops werden Teflon-Plättchen mit einem 0,6 mm Durchmesser und 0,13 mm Dicke an die Schleimhaut gebracht. Durch Anwendung einer verzögerten kinematographischen Technik (timelapse cinematography) filmt man die kranial gerichtete Bewegung dieser Plättchen, die an Größe ständig zunimmt. Sind Plättchengröße und Projektionsbild standardisiert und Filmgeschwindigkeit bekannt, so kann man die Plättchengeschwindigkeit errechnen. Unter Anwendung dieser Methode demonstrierten SACKNER u. Mitarb., daß Gabe von 50%igem Sauerstoff für 30 Stunden die Klärfunktion des Flimmerepithels auf 51% erniedrigt, während eine 100%ige Sauerstoffgabe diese Rate auf 45% nach nur 2 Stunden senkt (1973a, 1975, 1976b). Die Auswirkungen solcher Erkenntnisse – d. h. von einer zu hohen O_2-Konzentration bei der Beatmung – sind für die Intensivpflege nicht ohne Bedeutung.
Mit dieser und ähnlichen Methoden ist eine Reihe von weiteren Substanzen in ihrer Wirkung auf die Geschwindigkeit der Flimmerepithelaktivität durchgetestet worden, unter anderem Terbutalin (WOOD u. Mitarb. 1975, SANTA CRUZ u. Mitarb. 1974), Carbuterol (SACKNER u. Mitarb. 1976), andere beta-adrenerge Substanzen (KONIETZKO u. Mitarb. 1975, FRIEDMANN u. Mitarb. 1977a, MOSSBERG u. Mitarb. 1976), Aminophyllin (SERAFINI u. Mitarb. 1976), Beclomethason dipropionat (SACKNER u. Mitarb. 1977), Halothan (FORBES 1976), Rauch und SO_2 (GOODMAN u. Mitarb. 1977) und schließlich Physiotherapie und Luftbefeuchtung (CHOPRA u. Mitarb. 1977).
Die Erforschung der Flimmerepithelaktivität beim normalen (YEATES u. Mitarb. 1975) und erkrankten Probanden (YEATES u. Mitarb. 1976) sowie die Auswirkung von Sekretionen und pharmakoaktiver Substanzen auf die Flimmerepithelaktivität (BARTON u. LOURENCO 1973) kann durch die Bronchokinematographie aus einer ganz anderen Perspektive untersucht werden.
Die Auswirkung von zu starkem *Absaugen auf die Bronchialmukosa* konnte SACKNER u. Mitarb.(1973c) ebenfalls durch eine endoskopische Filmtechnik demonstrieren. Seine Bemühungen in diesem Bereich führten zu der Entwicklung eines atraumatischen Absaugekatheters, der auf dem Markt erhältlich ist.
Unterschiede in *regionalen Gasaustauschverhältnissen* können durch Fiberbronchoskopie weiter präzisiert werden. Selektive Luftentnahme von Proben aus

ausgewählten Segmenten kann wichtige Hinweise über diese Austauschverhältnisse geben. Eine weitere mögliche Anwendung wäre die Bestimmung von Ventilations-Perfusions-Störungen, die beispielsweise durch Lungenembolie auftreten können (ASHBURN u. MOSER 1973).

Dadurch, daß Medikamente in einer hohen Konzentration in ausgewählten Segmenten angebracht werden können, ist die Untersuchung der *Pharmakokinetik* verschiedener Medikamente durch das Fiberbronchoskop erleichtert. Hierdurch kann man beispielsweise den Inhalt von einem Dosieraerosol in einer sehr hohen Konzentration durch den Instrumentierkanal anbringen, um die Resorption im Bronchialtrakt zu untersuchen (KNIGHT u. CLARKE 1977).

Die *Auswirkung* verschiedener Medikamente auf die *Bronchialschleimhaut* kann ebenfalls durch das Bronchoskop untersucht werden. Hier kann man besonders durch einen größeren Biopsiekanal relativ großzügige Schleimhautprobeentnahmen gewinnen, um den Effekt pharmakodynamischer Substanzen histologisch oder elektronenmikroskopisch feststellen zu können (ANDERSON u. Mitarb. 1977).

Bedingt wiederum durch die geringe Patientenbelastung und sehr niedrige Komplikationsrate kann die fiberoptische Bronchoskopie einen Einsatz finden, um verschiedene *chronische Einwirkungen* auf die Bronchialschleimhaut abzuklären. Zum Beispiel kann die Auswirkung von Kohlenstaub oder anderen toxischen industriellen Dämpfen durch serienmäßige fiberbronchoskopische Untersuchungen an Freiwilligen mit makroskopischen und histologischen Befunden abgeklärt werden. Diese Erkenntnisse können für die Arbeiter, für die Arbeitsmedizin und letztlich für die Gesellschaft von großer Bedeutung sein.

Anhang

1. Coburger Lehrmittel-Anstalt
   Postfach 650
   8630 Coburg
   Tel: 09561–6768

   („Scopin": Übungsmodell der Nasenpassage und des Tracheobronchialbaums im Phantom integriert; weitere anatomische Modelle)

2. Firma Feix
   Adalbertstr. 94
   1000 Berlin 36
   Tel: 030–616830

   (Zerstäuber)

3. Machida Endoskope GmbH
   Leopoldstr. 25
   8000 München 40
   Tel: 089–39905455

   (Fiberbronchoskope)

4. Medicon Instrumente
   Postfach 384
   7200 Tuttlingen
   Tel: 07461–72031

   (Spezielle Zangen usw.)

5. Medi-Tech, BRD-Vertretung:
   Hilekes GmbH
   Postkutschenstr. 16
   4600 Dortmund 41
   Tel: 0231–452066

   (Spezielle Bürsten, Katheter usw.)

6. Olympus Optical GmbH
   Steindamm 105
   2000 Hamburg
   Tel: 040–248021

   (Fiberbronchoskope)

7. Wallace Surgical Devices
   Chandlers Row
   Colchester, Essex
   England C01 2JP
   Tel: 00441026–45133

   (Sekretsammler, Artikel-Nr. 1514)

8. Wappler GmbH
   Taunusstr. 38
   8000 München 40
   Tel: 089–352355

   (Fiberbronchoskope)

Literatur

Albertini, R. F., J. H. Harrell, K. M. Moser: Arterial hypoxemia induced by fiberoptic bronchoscopy. Chest 65 (1974) 117

Anderson, E., C. M. Smidt, B. Sikjaer u. a.: Bronchial biopsies after beclomethasone dipropionate aerosol. Brit. J. Dis. Chest 71 (1977) 35

Ashburn, W. L., K. M. Moser: Pulmonary ventilation and perfusion scanning in pulmonary embolism. In: Pulmonary Thromboembolism, hrsg. von K. M. Moser, M. Stein. Yearbook Med. Publ., Chicago 1973 (S. 216)

Atay, Z., H.-J. Brandt: Die Bedeutung der Zytodiagnostik der perbronchialen Feinnadelpunktion von mediastinalen oder hilären Tumoren. Dtsch. med. Wschr. 102 (1977) 345–348

Ballenger, J. J., H. B. Harding, F. W. Dawson u. a.: Cultural methods for measuring mucociliary activity. Amer. Rev. resp. Dis. 93 (1966) 61

Barrett-Conner, E.: The nonvalue of sputum culture in the diagnosis of pneumococcal pneumonia. Amer. Rev. resp. Dis. 103 (1970) 845

Bartlett, J. G., J. Alexander, J. Mayhew u. a.: Should fiberoptic aspirates be cultured? Amer. Rev. resp. Dis. 114 (1976) 73

Barton, A. D., R. V. Lourenco: Bronchial secretions and mucociliary clearance. Arch. intern. Med. 131 (1973) 140

Berke, H. L., L. M. Roslinski: The roentgenolographic determination of tracheal mucociliary transport rate in the rat. Amer. industr. Hyg. Ass. J. 32 (1971) 174

Borhaus, E. F., I. J. Deyrup: The effect of adenosine triphosphate on the cilia of the pharyngeal mucosa of the frog. Science 92 (1953) 553

Chopra, S., G. V. Taplin, D. Simmons u. a.: Effects of hydration and physical therapy on tracheal transport velocity. Amer. Rev. resp. Dis. 115 (1977) 1009–1014

Clarke, S. W., R. K. Knight: Fibreoptic bronchoscopy. Part I: Technique and appraisal. Practitioner 218 (1977) 119–122

Credle, W. F., J. F. Smiddy, R. C. Elliott: Complications of fiberoptic bronchoscopy. Amer. Rev. resp. Dis. 109 (1974) 67–72

Cunningham, J. H., D. C. Zavala, R. J. Corry, L. W. Keim: Trephine air drill, bronchial brush and fiberoptic transbronchial lung biopsies in immunosuppressed patients. Amer. Res. resp. Dis. 115 (1977) 213

Diagnosis and Management of reactions to drug abuse. Med. Lett. Drug Ther. 19 (1977) 13

Dubrawsky, C., R. J. Awe, D. E. Jenkins: The effect of bronchofiberscopic examination on oxygenation status. Chest 67 (1975) 137

Ellis, J. H.: Transbronchial biopsy via the flexible fiberoptic bronchoscope. Chest 68 (1975) 542

Feldman, N. T.: An assessment of transbronchial lung biopsy. New Engl. J. Med. 293 (1975) 299

Fleischman, S. J., A. J. Lichter, G. Buchanon, R. J. S. Sichel: Investigation of idiopathic pleural effusion by thoracoscopy. Thorax 11 (1976) 324

Forbes, A. R.: Halothane depresses mucociliary flow in the trachea. Anesthesiology 45 (1976) 59

Friedman, M., R. Dougherty, S. Nelson u. a.: Acute effects of an aerosol hair spray on tracheal mucociliary transport. Amer. Rev. resp. Dis. 1977 a (im Druck)

Friedman, M., F. D. Stott, D. O. Poole u. a.: A new roentgenolographic method for estimating mucous velocity in airways. Amer. Rev. resp. Dis. 115 (1977b) 67

Fueter, R.: Fiberbronchoskopie: Indikation und Bewertung. Diagnostik 9 (1976) 419

Gaensler, E. A., M. V. B. Moister, J. Hamm: Open lung biopsy in diffuse pulmonary disease. New Engl. J. Med. 270 (1964) 1319

Giordano, A., D. S. Holsclaw: Tracheal resection and mucociliary clearance. Ann. Otol. (St. Louis) 85 (1976) 631

Goeckenjan, G., L. Meinke: Bronchofiberskopie bei akuter respiratorischer Insuffizienz. Intensivmedizin 14 (1977) 290

Goodman, R. M., B. M. Yergin, J. F. Lauda u. a.: Tracheal mucous velocity (TMV) in non-smokers, smokers, and patients with obstructive lung disease. Amer. Rev. resp. Dis. 1977 (im Druck)

Grimes, D. A., W. Cates jr.: Deaths from paracervical anesthesia used for first-trimester abortion. 1972–1975. New Engl. J. Med. 295 (1976) 1397–1399

Grossman, E., A. M. Jacobi: Minimal optimal endotracheal tube size for fiberoptic bronchoscopy. Anesth. Analg. (Curr. Res.) 53 (1974) 475

Gwin, E., M. Boggan, G. Pierce u. a.: Pleuroscopy and pleural biopsy with the bronchofiberscope (Abstract). Amer. Rev. resp. Dis. 109 (1974) 690

Hanson, R. R., D. C. Zavala, M. Rhodes u. a.: Transbronchial biopsy via flexible fiberoptic bronchoscope: Results in 164 patients. Amer. Rev. resp. Dis. 114 (1976) 67

Herf, S. M. P. M. Suratt, N. S. Arosa: Deaths and complications associated with transbronchial lung biopsy. Amer. Rev. resp. Dis. 115 (1977) 708

Hertle, F. H., W. Quarz: Anwendungsbereich der Fiberbronchoskopie bei bronchologischen Untersuchungen. Atemwegs- u. Lungenkrh. 3 (1976) 135

Huzly, A.: An Atlas of Bronchoscopy. Grune & Stratton, New York 1960

Ikeda, S.: Flexible bronchofiberscope. Keio J. Med. 1 (1968) 17

Ikeda, S.: Flexible bronchofiberscope. Meeting of the American Broncho-Esophagological Association. Hollywood Beach/Fla., 20–21 April 1970

Ikeda, S., E. Tsuboi, R. Ono, S. Ishikawa: Flexible bronchofiberscope. Jap. J. clin. Oncol. 1 (1971) 55

Ikeda, S.: Atlas of Flexible Bronchofiberoscopy. Thieme, Stuttgart 1974

Iravani, J.: Physiologie und Pathophysiologie der Zilientätigkeit und des Schleimtransportes im Tracheobronchialbaum. Pneumologie 144 (1971) 93

Iravani, J., G. N. Melville: Longterm effects of cigarette smoke on mucociliary function in animals. Respiration 31 (1974) 358

Jackson, C.: Peroral Endoscopy and Laryngeal Surgery. The Laryngoscope Company, St. Louis/Mo. 1915

Joyner, L. R., D. J. Scheinhorn: Transbronchial forceps biopsy through the flexible fiberoptic bronchoscope. Chest 67 (1975) 532

Karetzky, M. S., J. W. Garvey, R. D. Brandstetter: Effect of fiberoptic bronchoscopy on arterial gas tension. N. Y. St. J. Med. 74 (1974) 62

Khan, M. A., F. Corona, R. G. Masson, M. E. Whitcombe: Transbronchial lung biopsy for sarcoidosis. New Engl. J. Med. 295 (1976) 225

King, E. G.: Expanding diagnostic and therapeutic horizons: Fiberoptic bronchoscopy. Chest 63 (1973) 301

Klassen, K. P., N. C. Andrews: Biopsy of diffuse pulmonary lesions: A seventeen year experience. Ann. Thorac. Surg. 4 (1967) 117

Kleinholz, E. J., J. Fussell, R. McBrayer: Arterial blood gas studies during fiberoptic bronchoscopy. Amer. Rev. resp. Dis. 108 (1973) 1014

Knight, R. K., S. W. Clarke: Fiberoptic bronchoscopy. Part II: Applications. Practitioner 218 (1977) 286

Koerner, S. K., A. T. Sakowitz, R. J. Appelman u. a.: Transbronchial lung biopsy for the diagnosis of sarcoidosis. New Engl. J. Med. 293 (1975) 268

Konietzko, N., M. Klopfer, W. E. Adam, H. Matthys: Die mukociliare Klärfunktion der Lunge unter β-adrenerger Stimulation. Pneumonologie 152 (1975) 203

Kovnat, D. M., G. S. Shankar, W. M. Anderson, G. L. Snider: Maximal extent of visualization of bronchialtree by flexible fiberoptic bronchoscopy. Amer. Rev. resp. Dis. 110 (1974) 88

Levin, D. C., A. B. Wicks, J. H. Ellis jr.: Transbronchial lung biopsy via the flexible fiberoptic bronchoscope. Amer. Rev. resp. Dis. 110 (1974) 4

Macdonald, J. B.: Fiberoptic bronchoscopy today. Brit. med. J. 1975/III, 753

Milledge, J. S.: Therapeutic fiberoptic bronchoscopy in intensive care. Brit. med. J. 1976/II, 1427

Mossberg, B., K. Strandberg, K. Philipson, P. Camner: Tracheobronchial clearance in bronchial asthma: Response to β-adrenoreceptor stimulation. Scand. J. resp. Dis. 57 (1976) 119

Müller, M., N. Konietzko, W. E. Adam, H. Matthys: Die mukociliare Klärfunktion der Lunge: Untersucht mit radioaktiv markiertem Schwefelkolloid. Klin. Wschr. 53 (1975) 815

Nakhosteen, J. A.: Fiberbronchoskopie: Analyse von 100 Untersuchungen. Therapiewoche 25 (1977a) 471

Nakhosteen, J. A.: Therapeutische Fiberbronchoskopie: Anwendungsmöglichkeiten in der Intensivmedizin. Intensivmedizin 14 (1977b) 418

Nakhosteen, J. A.: Bronchofiberscopy in asthmatics: A method for minimizing risk of complications. Respiration (im Druck, 1978c)

Nakhosteen, J. A., G. Mühlhoff: Vergleichende Gegenüberstellung der derzeit erhältlichen Fiberbronchoskope anhand 300 Untersuchungen. Atemwegs- u. Lungenkrh. 1 (1978a) 45

Nakhosteen, J. A., G. Mühlhoff: Änderung der

Blutgase unter Fiberbronchoskopie. Atemwegs- u. Lungenkrh. (im Druck, 1978c)
Patterson, J. R., T. F. Blaschke, K. K. Hunt, P. J. Meffin: Lidocain blood concentrations during fiberoptic bronchoscopy. Amer. Rev. resp. Dis. 112 (1975) 53
Rath, G. S., J. T. Schaff, G. L. Smider: Flexible fiberoptic bronchoscopy. Techniques and review of 100 bronchoscopies. Chest 63 (1973) 689
Rauscher, C.: Respiratory failure: Direct visualization of the bronchial tree. J. Kans. med. Soc. 73 (1973) 481
Renz, L. E., J. F. Smiddy, C. R. Rauscher u. a.: Bronchoscopy in respiratory failure. J. Amer. med. Ass. 219 (1972) 619
Rylander, R.: Current techniques to measure alterations in the ciliary activity of intact respiratory epithelium. Amer. Res. resp. Dis. 93 (1966) 67
Sackner, A.: Bronchofiberscopy. Amer. Rev. resp. Dis. 111 (1975) 62
Sackner, M. A., S. Epstein, A. Wanner: Effect of beta adrenergic agonist aerosolized by freon propellant on tracheal mucous velocity and cardiac output. Chest 69 (1976a) 593
Sackner, M. A., M. Reinhart, B. Arkin: Effects of beclomethasone dipropionate on tracheal mucous velocity. Amer. Rev. resp. Dis. 115 (1977) 1069
Sackner, M. A., M. J. Rosen, A. Wanner: Effects of oxygen breathing and endotracheal intubation on tracheal mucus velocity of anesthetized dogs. Bull. Physio-path. Resp. 9 (1973a) 403
Sackner, M. A., M. J. Rosen, A. Wanner: Estimation of tracheal mucous velocity by bronchofiberscopy. J. appl. Physiol. 34 (1973b) 495
Sackner, M. A., J. A. Hirsch, S. Epstein, A. M. Rywlin: Effect of oxygen in graded concentrations upon tracheal mucous velocity: A study in anesthetized dogs. Chest 69 (1976b) 164
Sackner, M. A., J. F. Landa, N. Greeneltch, M. J. Robinson: Pathogenesis and prevention of tracheobronchial damage with suction procedures. Chest 64 (1973c) 284
Sackner, M. A., J. Landa, J. Hirsch, A. Zapata: Pulmonary effects of oxygen breathing: A six hour study in normal man. Ann. intern. Med. 82 (1975) 40
Sagel, S. S., J. V. Forrest: Fluoroscopically assisted biopsy for mid and peripheral lung lesions. J. Amer. med. Ass. 228 (1974) 1136

Sahebjami, H.: Iced saline lavage during bronchoscopy. Chest 69 (1976) 131
Sahn, S. A., C. Scoggin: Fiberoptic bronchoscopy in bronchial asthma. Chest 1 (1976) 39
Santa Cruz, R., J. Landa, J. Hirsch, M. A. Sackner: Tracheal mucous velocity in normal man and patients with obstructive lung disease: Effects of terbutaline. Amer. Rev. resp. Dis. 109 (1974) 458
Satir, P.: The present status of the sliding microtube model of ciliary motion. In *Cilia and Flagella* hrsg. von M. A. Sleigh. Academic Press, London 1974 (S. 131)
Schoenbaum, S. W., S. K. Koerner, B. Ramakrishna, M. L. Goldman: Transbronchialbiopsy of peripheral lesions with fluoroscopic guidance: Use of fiberoptic bronchoscope. J. Canad. Ass. Radiol. 25 (1974) 39
Senno, A., S. Moallem, E. R. Quijani u. a.: Thoracoscopy with the fiberoptic bronchoscope. J. thorac. cardiovasc. Surg. 67 (1974) 606
Serafini, S. M., A. Wanner, E. D. Michaelson: Mucociliary transport in central and intermediate size airways: Effect of aminophylline. Bull. physio-path. Resp. 12 (1976) 415
Simon, G.: Principles of Chest X-ray Diagnosis, 4. Aufl. Butterworth, London 1978 (S. 245)
Smiddy, J. F., R. C. Elliott: The evaluation of haemoptysis with fiberoptic bronchoscopy. Chest 64 (1973) 158
Smiddy, J. F., W. E. Ruth, G. E. Kerby u. a.: A new technique of bronchial visualization with fiberoptics. J. Kans. med. Soc. 72 (1971) 441
Stableforth, D. E., S. W. Clarke: Flexible fiberoptic bronchoscopy including a review of currently available equipment. Brit. J. Hosp. Equipm. 1 (1976) 172
Stradling, P.: Diagnostic Bronchoscopy. Churchill Livingstone, Edingburgh 1973
Suratt, P. M., J. M. Gwaltney, M. A. Sande: A rapid method of desinfecting the bronchofiberscope. Amer. Rev. resp. Dis. 114 (1976) 1198
Suratt, P. M., J. F. Smiddy, B. G. Grubert: Deaths and Complications Associated with Fiberoptie Bronchoscopy. Chest. 69 (1976) 747
Tahir, A. H.: Bronchoscopy in respiratory failure. J. Amer. med. Ass. 220 (1972) 725
Tahir, A. H., W. M. Yarbrough, J. Adriani: Bronchofiberscope as an aid to endotracheal intubation in respiratory care in surgical patients. Sth. med. J. (Bgham, Ala.) 66 (1973) 772
Thompson, P. D., K. L. Melmon, J. A. Richardson u. a.: Lidocaine pharmacokinetics in ad-

vanced heart failure, liver disease, and renal failure in humans. Ann. intern. Med. 78 (1973) 499

Van As, A.: The role of selective β-adrenoceptor stimulants in the control of ciliary activity. Respiration 31 (1974) 146

Wanner, A., B. Amikam, M. A. Sackner: A technique for bedside bronchofiberscopy. Chest 61 (1972a) 287

Wanner, A., A. Zigkelboim, M. A. Sackner: Nasopharyngeal airway: A facilitated access to the trachea. Ann. intern. Med. 75 (1972b) 593

Wanner, A., J. Landa, R. E. Neiman u. a.: Bedside bronchofiberscopy for atelectasis and lung abscess. J. Amer. med. Ass. 224 (1973a) 1281

Wanner, A., B. Amikam, M. J. Robinson, M. A. Sackner: Comparison between the bacteriological flora of different segments of the airways. Respiration 30 (1973b) 561

Wood, R. E., A. Wanner, J. Hirsch, P. M. Farrell: Tracheal mucociliary transport in patients with cystic fibrosis and its stimulation by terbutaline. Amer. Rev. resp. Dis. 111 (1975) 733

Yeates, D. B., N. Aspin, H. Levinson u. a.: Mucociliary tracheal transport rates in man. J. Appl. Physiol. 39 (1975) 487

Yeates, D. B., J. M. Sturgess, S. R. Kahn u. a.: Mucociliary transport in trachea of patients with cystic fibrosis. Arch. Dis. Childh. 51 (1976) 28

Zavala, D. C.: The diagnosis of pulmonary disease by nonthoracotomy techniques. Chest 64 (1973) 100

Zavala, D. C.: Diagnostic fiberoptic bronchoscopy: Techniques and results in 600 patients. Chest 68 (1975) 12

Zavala, D. C.: Pulmonary hemorrhage in fiberoptic transbronchial biopsy. Chest 70 (1976) 584

Zavala, D. C., M. L. Rhodes: Foreign body removal: A new role for the fiberoptic bronchoscope. (Abstract) Amer. Rev. resp. Dis. 109 (1974) 429

Zavala, D. C., N. P. Roassi, G. N. Bedell: Bronchial brush biopsy. Ann. thorac. Surg. 13 (1972) 519

Zavala, D. C., R. H. Richardson, P. Mukerjee u. a.: Use of the bronchofiberscope for bronchial brush biopsy: Diagnostic results and comparison with other brushing techniques. Chest 63 (1973) 889

Zavala, D. C., R. H. Richardson, P. K. Mukerjee, G. N. Bedell: The use of fiberoptic bronchoscopy and brush biopsy in the diagnosis of suspected pulmonary malignancy. Amer. Rev. resp. Dis. 109 (1974) 63

Zöllner, F.: Gustav Killian: Father of bronchoscopy. Arch. Otolaryng. 82 (1965) 656

Sachverzeichnis

A
Ablegetisch mit drei Schalen 12
– mit vier Schalen 13
Absaugekatheter 44
– atraumatischer 51
Adrenalin 16
Alupent S. Orciprenalin
Alveoläre Proteinose 48
Alveolitis, allergische 48
Ambulanz 1
Anamneseerhebung 30
Anatomie der Nase und des Rachens 17 ff.
Arbeitsmedizin 52
Asthma bronchiale 31
Atelektase s. Pfropfenatelektase
Atemstoß in 1 Sek. 30
Atropin 13
Aufklärung 29

B
Beatmungsfälle 45
Befundbogen 35 f.
Beißring 37
Biopsie 28
– transbronchiale 6, 40 ff.
– – Komplikationen 41 f.
– – Risikogruppen 42
– – Treffsicherheit 41
– Tumorrandgebiet 39
Biopsiekanal 9
Blutgasanalyse 30
Blutstillung s. Eiskochsalzlavage
Blutung 4, 42
Bradykardie 16
Bronchialkarzinom 2 f., 48
Bronchiallavage 3, 45
Bronchialvarize 48
Bronchitis, Exazerbation 4, 48
Bronchographie 4
– selektive 49
Bronchokinematographie 51
Broncholytische Kapazität 30
Bronchospasmus 6
– Vorbeugung 6, 14 f.
Bürsten 38
Bürstenbiopsie 39

C
Concha nasalis inferior 19
– – media 19

D
Desinfektion 10
– Schnellmethode 10
Dextran 70 16
Diazepam 15
– Synergismus mit Prämedikation 33
Dicumarol 30
Dihydrobenzperidol (DHBP) 13
Dolantin s. Pethidin
Durchführungsmethoden V

E
Eiskochsalzlavage 42
Endotrachealtubus, kleinster Durchmesser 45
Epiglottis 19, 21

F
Fangkorb 38
Fentanyl 13
Fiberbronchoskop 7
Fiberbronchoskopie, Asepsis 29
– Indikationen 1, 3 f., 21, 28, 44 f.
– Komplikationen 5, 29
– Kontraindikationen 4 f.
– Patientenlagerung 16
– Patientenführung 29
– therapeutische 4, 44 ff.
– transnasale 29 ff.
– transorale 37
– – Nachteile 37
Fiberglasfasern 8 f.
Filmkamera 11
Flimmerepithelaktivität 50 f.
Fremdkörperentfernung 4, 48 f.
Frühdiagnose, Bronchialkarzinom 2
Führungsdraht-Bronchographie s. Bronchographie, selektive

G
Gasaustausch 3, 51
Gassterilisation 11
„quide-wire"-Bronchographie s. Bronchographie, selektive

H
Halogenlampe 11
Hämoptoe 3, 48

Hauptbronchien 22
Hyoscin 13
– Kontraindikation 14

I
Industriedämpfe 52
Instrumentierkanal s. Biopsiekanal
Intubation 28
Intubationstubus s. Reanimationsvorrichtung

K
Killian, Gustav 2
Kohlenstaub 52
Komplikationen, Fiberbronchoskopie 5, 29
Kontraindikationen, Fiberbronchoskopie 4 f.
– transbronchiale Biopsie 40 f.
Krokodilzange 38
Kurette 38

L
Laryngospasmus 6
Lehraufsatz 11
Lenkmechanismus 7
Lethidrone s. Nalorphin
Levallorphan 15
Lichtquellen 11
Lidocain 15
– Eliminierung 15
– Höchstdosis 33 f.
– ZNS-Symptome 15
Lorfan s. Levallorphan
Lungenabszeß 4, 48
Lungenbiopsie, chirurgische 40
Lungenfunktion 30
Lungenlavage 48
Lungenparenchymerkrankungen 40

M
Macrodex s. Dextran 70
Marcumar s. Dicumarol
Medikamente 13 ff.
Medikamenteninstillation 47
Mepivacain-Gel 15, 32
Mittellappenbronchus 24
Mittellappensyndrom 3
Morphin 14
– Antagonist 15
Mukolytika 15, 47

N
Nackenkyphose, Intubation 44
Nalorphin 15
Nasenpassage, mittlere 18 f.
– untere 18 f.
Notfallmedikamente 14

O
Oberlappenbronchus, rechter 23
– – Variante 23
– linker, Variante 25
Optiksäuberung 34
Orciprenalin 16
Orientierungsschwierigkeiten 21, 24, 32
Otorhinolgie 1

P
Pantopon s. Papaveretum
Papaveretum, 13 f.
– Überdosierungstherapie 15
Papaverin 14
Patientenführung 31
Peak expiratory flow rate 30
Pethidin 13
Pfropfenatelektase 27, 44
– Prädilektionsstellen 27
Phantom „Scopin" 27
Pharmakokinetik 52
Photoapparate 11
Plasmaexpander 16
– bei Allergie 16
Pleuroskopie s. Thorakoskopie
Pneumocystis carinii 41
Pneumologie 1
Pneumonie 48
– protrathierte 3
„Polykath"-Bronchographie s. Bronchographie, selektive
Prämedikation 14 f.
– beim Asthmatiker 31
– Durchschnittsdosierung 30 f.
Proteinose, alveoläre 48

R
Reanimationsvorrichtung 16
Regionaler Gasaustausch 51
Rekurrensparese 21
Röntgendurchleuchtung 41
Randherd 40

S
Salbutamol 15, 31
Sarkoidose 41
Sauerstoffinsufflation, Notwendigkeit 33
Sauerstoffquelle 16
Scandicain-Gel s. Mepivacain-Gel
Schleimhautanästhesie 32 f.
Schleimpfropfen 47
„Scopin" s. Phantom
Scopolamin s. Hyoscin
Segmentanalyse 30
Sekret, selektive Gewinnung 4, 39, 47
– Verunreinigung 39

Sekretsammler 13, 33
- Inhaltsaufarbeitung 35
Spitzenabwinkelung 8
Status asthmaticus 4, 47
Stimmbandbetäubung 32
Stimmbänder 19, 20
Stimmbandparese 21
Sultanol s. Salbutamol

T
Tetracain 5, 15
Thalamonal s. Dihydrobenzperidol
Thorakoskopie 3, 50
Thoraxaufnahmen 30
Thoraxchirurgen 1
Thrombozyteraggregationshemmer 30
„time-lapse cinematography" 51
Trachealstenose 4
Tracheobronchialbaum 21 ff.
T-stück-Adaptor 45
Tumorzeichen 34 f.

U
Übungsmodelle 27
Übungsphantom 27
Unterlappensegmentbronchien 21
Untersuchungstisch 12

V
Valium s. Diazepam
Ventilations-Perfusions-Störungen 52
Videoübertragung 28
Vitalkapazität 30

X
Xenonlampe 11

Z
Zangen 38
- mit Dorn 38
Zeiger im Sichtfeld 10
Zerstäuber 13
Zytologie 39 f.

Die Lungenfunktion	Physiologie und Pathophysiologie, Methodik Von Prof. Dr. W. T. Ulmer, Bochum Prof. Dr. G. Reichel, Bochum Prof. Dr. D. Nolte, Bad Reichenhall 2., überarbeitete und erweiterte Auflage 1976. X, 226 Seiten, 122 Abbildungen 21 Tabellen, 15,5 x 23 cm, gebunden DM 54,– ISBN 3 13 448802 7
Lungenveränderungen bei Langzeitbeatmung	Internationales Symposium in Freiburg 1971 Herausgegeben von Prof. Dr. K. Wiemers, Freiburg Doz. K. L. Scholler, Freiburg 1971. XII, 326 Seiten, 205 Abbildungen 58 Tabellen, 15,5 x 23 cm, kartoniert DM 64,– ISBN 3 13 495501 6
Lunge und Pleura	Von Dr. H. Bohlig, Lüdenscheid 2., überarbeitete und erweiterte Auflage 1975. XIV, 173 Seiten, 52 Abbildungen 9 Tabellen ‹flexibles Taschenbuch› DM 16,80 ISBN 3 13 464602 1 (Röntgen, wie? wann? Band 1)
Asbest und Mesotheliom	Fakten, Fragen, Umweltprobleme Von Dr. H. Bohlig, Lüdenscheid Prof. Dr. H. Otto, Dortmund 1975. VIII, 101 Seiten, 23 Abbildungen 22 Tabellen, 15,5 x 23 cm, kartoniert DM 39,– ISBN 3 13 108901 6 (Arbeit und Gesundheit, Neue Folge, Heft 89)

Georg Thieme Verlag Stuttgart

Röntgenologische Differentialdiagnostik

Band I: Thoraxorgane
Teil 1: Lunge und Pleura

Von Prof. Dr. W. Teschendorf, Funchal-Madeira/Portugal
Prof. Dr. H. Anacker, München
Prof. Dr. P. Thurn, Bonn
Unter Mitarbeit von Fachgelehrten
5., neubearbeitete und erweiterte Auflage
1975. XVI, 823 Seiten, 769 Abbildungen in 1263 Einzeldarstellungen, 31 Tabellen
18,5 x 27 cm, gebunden DM 298,–
ISBN 3 13 456905 1

Übungen in radiologischer Diagnostik

Band 1: Thorax

Von Prof. L. F. Squire, M.D., Boston, Mass.

Von Prof. L. F. Squire, Boston, Mass.
W. M. Colaiace, M.D., Providence, Rhode Island
N. Strutynsky, M.D., New York City, N.Y.
Deutsche Übersetzung von
Dr. K. Weber, Hechingen
2., unveränderte Auflage
1977. VI, 84 Seiten, 172 Abbildungen
18,5 x 27 cm, kartoniert DM 24,80
ISBN 3 13 507802 7

Intersitielle Lungenerkrankungen – Lungenfibrosen

Vorträge der Frühjahrstagung der Rheinisch-Westfälischen Vereinigung für Tuberkulose- und Lungenheilkunde, am 2. März 1974 in Düsseldorf
Herausgegeben von
Prof. Dr. J. Hamm, Remscheid
Mit Beiträgen von Fachgelehrten
1975. VIII, 103 Seiten, 53 Abbildungen in 84 Einzeldarstellungen, 22 Tabellen
17 x 24 cm, kartoniert DM 56,–
ISBN 3 13 173901 0
(Tuberkulose-Bücherei)

Ärztlicher Rat für Bronchial- und Lungenkranke

Von Prof. Dr. W. Schmidt, Mainz
Vorwort von Prof. Dr. R. Ferlinz, Mainz
1977. VI, 90 Seiten, 29 Abbildungen
14,4 x 21,6 cm
‹Thieme Ärztlicher Rat› kartoniert DM 12,80
ISBN 3 13 542701 3

Georg Thieme Verlag Stuttgart